生きる力

〈いのちの柱〉を取り戻せ

丸橋賢
Maruhashi Masaru

紀伊國屋書店

序にかえて
さ迷える患者たちの群れ

昨年（二〇〇六年）十一月二十六日の日曜日に、私たちが、「良い歯の会　東京特別講演と健康展」というイベントを開いた時のことである。神田一ツ橋の会場である学士会館は四百人程度で満員のところに、七五〇人もの参加者が集まり、超満員となった。関心の高さに改めて私たちも驚かされた。「良い歯の会」は、毎月第二土曜日の午後、二十六年間一回も休まず開催されている健康教室で、いつもたくさんの参加者が集まり、高い評価を得ている。毎月の定例会は高崎市にある私の診療所三階の研修室で開かれているが、以前から参加者より、知人や家族を気軽に誘って参加できるように、東京でも開催して欲しいという要望が出されていた。

このイベントは二〇〇五年、同じ学士会館で初めて開催されたのだが、四百人もの参加者で満員となった。講演会場の定員は二百人のところ、立ち見の人がドアの外まで溢れ、健康展会場も列ができる盛況だった。昨年は一昨年の好評に加えて、ラジオで取り上げられたことも加わり、終日大混雑となった。当院の歯科医師十人を基本に、歯科衛生士や食生活指導の専門など四十人のスタッフで運営に当ったが、健康相談、食事指導、咬み合わせの補正を体験するバイト・トライなど、長い列が続き、希望に応じきれない状態であった。どこに行っても原因がわからないまま、身心の苦痛な症状に悩まされている人がいかに多いか、またそれらの人が藁をもつかむ気持ちでどんなに必死であるか、私も改めて深く考えさせられた出来事であった。

この健康展に集まったすべての人が、原因不明の苦痛に悩み、これまでに多くの診療科を受診してきた人たちである。整形外科、内科、神経科などの他、精神科の治療を受けた人も多い。しかし長年努力しても症状は改善せず、救いを求めてさ迷っているのである。現代の医学では原因がわからず、網の目から漏れ落ちた人々である。それが、咬み合わせのズレをシリコンゴムを咬んで補正するバイト・トライを体験すると、その場で症状が大きく改善してゆくのである。体験者は一様に驚きと喜びをさまざまに表現するが、中には涙を流して喜ぶ人もいる。

このような催しに、これほど多くの人が集まるということは何を物語るのか、明らかである。現在の生命観や医学観にはまだ大きな不足があり、まだ見えていない生命現象の領域が、大きな暗い穴のように存在しているということの証しである。

現在の医学観に不足している視点があるとすれば、それは何であろうか。咬みあわせのズレを補正してみると、それら悩める人々のほとんどに驚くほどの改善がその場で現れることから見ても、不足している視点のうち、主要なものは歯であることは間違いない。つまり生命活動や健康との関係で、歯や咬み合わせを見つめる視点を加えると、健康観や医学観に新しい視界を開くことができるのではないか。死角のように存在していた暗い穴が、明るく見えてくるのではないか。

私たちは、「良い歯の会」を二六年間、積み重ねてきた。その結果、歯育・食育を重視しようという見方が生まれた。そうして現在の私のいのちをみつめる目、つまり医学観は確立されてきた。このことを本書でくわしく述べてみたい。じつは「良い歯の会」の機関紙は「いのち」（医・農・智）と名づけられている。この名称にはこの会発足当初からの、私の医学観があらわれている。直観的に医療と、農を含めた食と、本人の理解の深さのそれぞれの大切さと、三者の統一的観点が必要であることが受け止められていたのだと思う。この感性が、二七年目に入った「良い歯の会」を貫いて、現在の全人的歯科医学に辿り着いたのである。

　現在、多くの日本人が、体力や気力の低下、頭痛、首や肩、背中のこり、腰痛、不眠、冷え、しびれ、原因不明の目の痛み、ふらつきなどに苦しんでいる。それに加え、また多くの人が、異常な犯罪や、ニート、不登校の増加などの社会現象に疑問を抱いている。本書が、このような疑問や苦痛の解決のために、新しい視界を開いてくれるだろうと信じている。

目次

生きる力
〈いのちの柱〉を取り戻せ

1章 現代日本の不可解を解く鍵 008

問題の背後にある「氷塊の正体」とは 008
寝た状態で授業を受けていた 011

2章 スポーツの成績が伸びた 016

歯は皿まわしの支柱のようなもの 016
歯が姿勢を支える 017
スポーツ選手は歯で身心のバランスをとる 019
スポーツ選手の咬合を改善すると 023

3章 免疫力が回復した 026

歯の咬み合わせと免疫力 027
免疫力とはなんだろう 033
低下していた免疫力が向上した 036
精神と免疫力の深いつながり 040
乱れていた免疫力が立ち直った 047

4章 G型の悲劇 050

急速に増えるV字型とG型 050

UPVGの法則 057

5章 歯はいのちの主柱である 062

なぜ祖父母より孫の肩コリがひどいのか 064

なぜ学力低下が起きるのか 066

なぜニートや不登校者が増えるのか 069

なぜ日本人のスポーツは弱くなったのか 072

なぜ少子化が進行するのか 075

なぜ精神的に異常な若者が増加しているのか 080

原因不明の体調不良の主因が、体の主柱の狂いにあった 087

6章 歯が見えると新しい生命観がひらける 106

なぜ歯に気づかなかったのか 106

身体的機能と歯の関係を見る 109

精神的機能と歯の関係を見る　116
免疫、ホルモン、代謝にも関係　121
二足直立歩行姿勢は崩れやすい　123
新しい生命観と健康観をひらく　126
ヒポクラテスの医学に学ぶ　127
全人医学の影響と今後　131
新しい生命観のページをひらく　136

7章　歯育・食育は元気の源　140

「退化」という新しい病いに抗する歯育　141
何を、どのように、何回咬むか　146
「良い歯の会」二六年の実績から学ぶ歯育・食育　163
歯も体もこんなに元気な家族が育って　165
人間の食とは　175
日本の食の正体を見よ　178
海外に比べ、劣悪化している日本の食　182
モンゴルやブータン、マサイ族の調査からわかること　186

日本文化崩壊の反省 193
大衆になるな！ 自立を 196
大切な医農智《いのち》の連携 201

8章 健康に生きる四原則 204

生きる充実感を感じる健康法を 204
いのちを見つめる目 205
いのちに触れる体験 208
丸橋の健康生活四原則 213
第一原則 咬み合わせを正し体の重心を整える 215
第二原則 食事バランスを整える 228
第三原則 運動と休養のバランスを整える 235
第四原則 精神のバランスをセルフコントロールする 242
体と心の柱を立て直す 249

あとがき 252

1章　現代日本の不可解を解く鍵

問題の背後にある「氷塊の正体」とは

なぜ最近の日本の若者はニート化し、不登校者が増加し、無気力化しているのか。なぜ日本の子どもの学力が低下傾向なのか。なぜ日本のスポーツが弱くなり、国技の相撲でも日本人が勝てないのか。なぜ少子化が進むのか。なぜ異常で凶悪な犯罪が増えるのか。なぜ体温が低く、冷え性の人が増えるのか。なぜ高齢者より若者に肩コリが多いのか。なぜなぜ……と多くの日本人が不思議に思っているはずである。

学校を見れば、生徒の数が激減し、この十年で不登校者は二倍になっている。切れて暴力を振るう生徒や先生も目立ってきている。自殺する生徒の増加も最近目立つ。犯罪を取り締まるはずの警察を眺めても異変が起きている。また、子どもを屋上から放り投げたり、子どもを殺して切り刻むといった残忍極まりない事件が、今は日常化している。

医療にも大きな異変が拡大している。不妊外来やアレルギー外来が混雑し、小児科医は減少し、睡眠時無呼吸症候群や不眠症など、新しい疾患の患者が増えている。歯科ではムシバに代表される伝統的な疾患が減り、歯列不正、咬合異常など、退化型疾患が急増している。

身のまわりを見ても、体形の大型化した若者が増え、恐ろしく太った高校生も目立ち、大型化と反対に、体力と気力がなく、部屋でゴロゴロしている生徒、学生などがやたらと多い。現在の生徒や学生には肩コリ、頭痛などは当たり前に認められ、無気力や鬱《うつ》も多く見られる。身心の力が減退し、いつもどこかが具合が悪く、倦怠感があり、精神的にも破綻しやすい。

不思議に思っているばかりでは問題の解決はできない。だから不登校やニートが増えれば、よく話を聞いて心のケアを手厚くし、学力が低下すれば個人指導に力を入れたり、教育技術の研究に力を注ぐ。少子化が進めば社会保障や保育施設の不足、経済や景気の問題で議論がおこなわれる。心の問題として、社会環境の問題として対策が立てられる。しかし、そうした原因はないとは言わないが、それらは一部であって、対策に大きく何かが欠けているものがあるのではないのか。

長時間の歩行ができなかったり、腰痛で椅子にすわっていられなかったり、自分で立ち上がれない子どもに、心のケアをしてどうなるのか。フラつき、吐き気がし、突然倒れて学校に行けない子どもに対し、どんなに優しく手厚く相談にのり、アドバイスしても何の効果もない。頭がボーッとし、集中力がない子どもに優れた教育技術を駆使しても、あまり成績の向上は期待できないだろう。生物学的な身体論を抜きにして精神論のみで指導しても、相撲は強くならず、他のスポーツのメダルも増えないだろう。視力が低下した人、体温が低い人、頭痛や腰痛で苦しんでいる人に、心だ精神だと説いても、視力も体力も上がらず、腰痛も治りはしないのと同じ理屈である。

では何が足りないのか、どういう視点が欠如しているのか。こうした事象は、氷山の一角にすぎず、その背後に隠された、海面下に沈んでいる「氷塊の正体」をつかまえなければならない。この氷塊は非常に大きく、四十年、五十年前にはめったに見られなかったことが、いまの日本人に広く浸透してしまっていると、私はこの本で申し上げたい。では、この氷塊の本質は何かと言うと、生物学的退化である。

現代の日本人に広く、一般的に浸透している、この原因不明と思われている体調不良は、実に多くの異常を育む土壌である。ニートや不登校、犯罪などの多くが、体調不良の先に起きる体や心の破綻という結果なのである。前述した不妊症などのほか、糖尿病、胃腸病、喘息など、実にさまざまな疾患とも深く関係しているのである。そして、これらの破綻は、体と心を支えていた主柱、歯が崩れた結果なのだ。

以上述べた、私の見解に対して「極論」だと思われる読者の方も、もちろんいらっしゃるだろう。そうした意見に対しては、これから少しずつ誤解を解くよう、現場の症例を上げながら、なぜ私がこうした結論に到達するにいたったか、説明していきたいと思う。それでは、はじめよう。

寝た状態で授業を受けていた

高校一年生、十六歳の女子生徒が初診で来院した。腰を曲げ、右手を突き出して杖をつき、左手は斜め後方に伸ばし、やっとゆっくり歩行する姿はまるで老婆のようであった。重症の中年女性が来院したと思ったほどである。

母親と妹が荷物を持って付き添ってきたが、母親のほうがずっと若く見え、私は母親に娘二人が付き添ってきたのだと勘違いしてしまった。カルテに添付された問診票を見て、十六歳の女子高生と知り、驚きと同時に、この現実に、暗く恐ろしい不安を感じたものである。

この女子生徒は六ヵ月前から腰が痛くて歩行もできず、学校を休んでいたが、それでは進級できないので、最近になって学校で特別な計らいをしてもらい、教室で寝たままの状態で授業を受けているのだという。校内での移動ができないので、音楽や美術や体育の時間や、実験室を使う授業では教室に残り、与えられたテーマを自習したり、他の先生が個人的に教えたりしているという。

診療用の椅子にすわっても腰痛がひどいので、緊急処置として、急いで咬み合わせのズレによる下顎の位置の偏位を補正し、痛みの緩和をはかることにした。咬み合わせが悪くてズレ、偏位した下顎を体の正中（高低・左右・前後の三次元的真ん中）に補正し、シリコンゴムを咬んでもらって安定させる処置である。シリコンゴムを正しい下顎位で咬み、姿勢や全身症状の改高校一年生のA子さんは、おびえ、不安そうな暗い表情をしていたが、「私の診療所ではたくさん同じような例を診ているから、大丈夫、すぐに体は楽になるから」という私の説明に少し安心したようであった。

「きっとすぐに、杖なしで学校に行けるようになるからがんばって」と励ましながら、「杖を持たないで立ってみて下さい」とうながした。バイト・トライのシリコンを咬ませてすぐのことであるから、A子さんは困惑した顔をしたが、右腕を支えてあげると、ゆっくり立ち上がった。私が手を離すとA子さんはキョトンとした様子で立っていたが、やがて自力で立っていることに気がつき、顔に明るさが射すのがわかった。

　あまり無理をしないで痛くない程度に、五分ほど軽い体操をしてもらうと、これまでのゆがみ、ねじれた姿勢がある程度は元にもどってくる。まだかなり傾いた体ではあるが、A子さんはたどたどしいながらも、背伸びや屈伸などの体操をすることができた。

「それでは廊下を歩いてみて下さい」と言うと、そろそろと歩き始め、そのうちにスタスタと歩くようになった。

　次に「階段を昇り降りしてみて下さい。ゆっくりでいいですから。無理なら手すりにつかまってもかまいません」と言うと、それは無理ではないかという不安そうな顔になった。多くの症例を見てきたが、廊下をスタスタ歩けるようになれば、階段も大丈夫なものである。A子さんは、初めは恐る恐る昇り始め、途中で一度立ち止まると、「昇れる」と、うれしそうに母親に声をかけた。

階段を二回昇降し、大粒の涙を目にためて「ほんとうに歩ける、信じられない」と言って泣き笑いした。母親の目にも涙があふれていた。これまでは階段を昇るのはとても無理だったという。「杖にすがり、階段一段昇るのがやっとで、そこで泣き出す状態だった」と妹も言って喜んだ。全身的に症状は大きな改善が見られた。

〔A子さんのバイト・トライ後の症状の変化〕

●体がまっすぐに伸びた
●杖なしで立てるようになり、歩ける
●階段が昇れる
●手足、肩など、体が温かくなった
●肩と首、背中のコリが軽くなった
●頭がすっきりした
●視界が明るくなった
●何よりも腰痛がほとんど消えた。試しに椅子に腰かけてみたが腰痛は出ないこの女子高生には大至急、レジンスプリント（プラスチック製のマウスピースのようなもの）を作ってあげることにした。スプリントは主に下顎歯列上にぱちんとはめこんで装着すると、それをつけたまま食事もできる。スプリントを装着した日からA子さんはほぼ不自由なく、学校に行けるはずである。

廃人寸前の状態にあったA子さんは希望を取り戻し、三人で何度も礼を言って帰っていかれた。来た時にA子さんがすがってきた杖は妹が持ち、A子さんは姿勢も良くなって、自力でスタスタ歩いて帰っていかれた。

A子さんは、「信じられない」と自分で声を発するほど劇的に回復したが、私たちがおこなったことは歯に対してスプリントという杖をとりつけ、上下の顎の歯の咬み合わせを補正したことのみである。何の薬も使わず、手術もせず、他の処置は何もしていない。つまりA子さんがこのような悲惨な状態に陥った原因が、歯にあったのである。

別な例も見てみよう。小学六年生のB子さん（十一歳）が母親に連れられて来院した。最近、急に身長が伸びたら、学校に行けなくなってしまったのだという。以前、母親が私たちの所で咬み合わせを直したら、頭痛と肩コリと疲労感などが治ったので、娘の原因も咬み合わせにあるに違いないと考え、連れて来たのだという。

B子さんが学校に行けない直接的理由は、はっきりしている。椅子にすわると自力で立ち上がれない、十五分位すわっていると腰が痛くてすわっていられない、長い間歩くことができないというものである。幸い、B子さんの症状は発症したてで軽度なので、簡単に解決できた。バイト・トライをおこなうと、B子さんはすぐに椅子から自力で立てるようになり、スプリントを作って装着すると、普通に学校に行けるようになった。

A子さん、B子さんの例では、不登校の原因が咬み合わせ、つまり歯に起きている異常が原因である点が共通している。この歯に起きつつある異常は身心のすべての機能を狂わせる。身体的機能低下や苦痛な症状の発症のみではなく、精神と神経系の異常も同時に引き起こす。なぜだろうか。このことを、以下の章で見ていきたい。

2章　スポーツの成績が伸びた

歯は皿まわしの支柱のようなもの

唐突だが、皿まわしの仕組みを考えてみよう。皿まわしをよく見ると、棒が皿をちょこんと支えているだけで、両者は分離した別々の物である。バランスを崩せば皿は落ちてしまう。まわして遠心力を与え、安定させた皿を支える棒は傾斜させたり、皿の底の支点を移動させたりしながら、落とすことなく見事にまわし続ける。

皿まわしの皿と棒は、人体で言えば頭と下顎の歯なのである。もう少しくわしくいうと、皿まわしの皿の底が人体では上顎歯列、皿まわしの棒の先端が人体では下顎歯列で、そこが接点となっている。

ただし、皿まわしの棒に比べ、人体の支柱は下顎も動き、脊柱も彎曲するので、より複雑な、そしてより調節力の大きな仕組みとなっている。皿まわしの棒に、よく曲がるグラスファイバーの棒を用いたと考えれば、より人体に近い仕組みになるかもしれない。しかし、皿まわしの棒は曲がらなくとも、棒を支え、使う人間の手や体が自在に曲がり、複雑な調整をしているので、結局、皿と棒の接点とは、上顎の歯と下顎の歯の関係と似ていると言える。

さて、皿まわしは、回っている皿を上下左右に自在に動かし、それでも皿が落ちないように人間は棒を傾けたり、動かしたり、皿と棒の接点の位置を変えたりしながらバランスを保ち、皿を落下させないようにする。

人間は二足直立歩行をする唯一の生き物で、頸椎、胸椎、腰椎など、可動性の大きな支柱の頂上に、五キログラム前後もある頭を乗せ、複雑で激しい動きをして生活している。そのように動いても、頭が落下したり、体が倒れないよう、複雑で緻密な対応姿勢をとっているのである。人間の神経系の能力は、コンピュータなど比べ物にならないほど優れている。ロボットの動きは、人間に比べればずっと単純でぎこちない。人間は行動の目的や、必要な体の動き、リスクへの対応などをすべて読み、中枢から末梢へと瞬時に指令が伝えられ、複雑かつ激しい運動を破綻なく遂行できるような能力を備えているのである。

ここで、私たちが多様な姿勢をとったり、運動したりするとき、上下の歯の接触、つまり皿と支柱の接触関係はどのようになっているか考えてみよう。

歯が姿勢を支える

私たちがいろいろな姿勢をとるとき、上下の歯の接触関係がどのように変わるかを観察してみよう。

まず軽く口を閉じ、ゆっくり、深々とお辞儀をするように腰を折り、上体を前方に倒してゆき、そのとき、上下の歯の接触関係がどのように移行してゆくか観察する。最初は大臼歯部で接触していたのが、最後には上下の前歯が強く当たり、大臼歯部は上下が離開していることがわかる。この姿勢では、前歯と前歯の接触が、皿と棒の接点になっているのである。前歯の当たりが、この姿勢を支える支点となっているのである。

限界まで上体を前方に倒した状態で、足を観察してみると、きちんと踵《かかと》が床にしっかりつき、体は安定していることがわかる。ここで一つの実験をしてみたい。

限界まで上体を前方に倒した状態で、ゆっくり下顎を後方に引く。すると強く当たっていた前歯が離れ、次第に大臼歯が当たる位置まで下顎が後退する。この下顎の動きによって、体の重心が移動するので、体がグラッと不安定になることがわかるだろう。そしてこのときの踵《かかと》の状態を観察すると、踵が床から浮き上がっている。上体は前方につんのめりそうになっていることに気づくだろう。

では、限界まで深々と上体を前に倒し、前歯どうしが強く当たっている状態で少しこらえ、急に下顎を後退させ、大臼歯でしっかり咬むようにしてみて欲しい。急に支柱がはずされ、踵は床から浮き、体は前方に倒れそうになる。倒れることを防ぐために、手を床につく人もいるだろう。そう、支柱（杖）にしていた前歯の当たりをはずされ、代わりに手をついて支柱不足で奥歯の咬み合わせが低くなったお年寄りや、大臼歯の萌出《ほうしゅつ》（高さ）不足で奥歯の咬み合わせが低い若者が杖にすがるのは、この原理によっている。（杖）にしたのである。

猫背もそうだ。大臼歯の咬み合わせが低く、下顎が後退し、重心が後方に移行すると、重心調整のために上体を前方に曲げ、頸部を前方に突き出して調節する。これが猫背の本態である。このとき、退化によって骨格や筋肉が細くなっている人ほど猫背の程度はひどくなる。

反対に、上体を後方に大きく反らせた姿勢をとると、上下の歯の接触関係はどのように変わるであろうか。直立した姿勢のとき、軽く咬み合わせると上下の大臼歯が接触する。それから、ゆっくり、大きく上体を後方に反らせると、下顎がズルズルと後方に下がり、上下の前歯が遠く離れる。前屈のときとは逆に、後屈時の姿勢を支える支点は大臼歯である。

私たちはじつに多様な運動をし、姿勢をとる。そのすべての行動が首尾よく、力強く、スムーズにおこなえるよう、その姿勢に最適の支点を、咬み合わせを選択することにより獲得しているのである。

スポーツ選手は歯で身心のバランスをとる

身体能力を最高の状態に調整して勝負しなければならないのがスポーツ選手だ。身体能力を発揮するためには精神的な集中も必要である。身体的機能も精神的機能も、人体に張りめぐらされた神経系、血管系が最適な状態で配線、配管されていることが望ましい。動力源となる筋肉も、バランスよく、十分な強さで配置されていなければならない。この場合、骨格、姿勢、つまり構造物の形態が整っていたほうが、配線も配管もゆがみが生じず、正しく機能する。姿勢が良いというのは基本なのである。だから、どの種目を見ても、第一級の選手は、顔形、体形ともに整い、左右対称で美しい。

選手たちは、競技の多様な動きに合わせ、スムーズにフォームを移行させ、瞬間瞬間の最大の力を発揮するのだが、そのフォームの移行に合わせ、咬み合わせの位置を巧みに移行させ、フォーム（姿勢）を支えているのである。

まず、自分で確かめてみるとわかる。重量挙げのように、重い物を持ち上げてみよう。口を開き、上下の歯を離開させたまま、持ち上げる人はいない。しっかり大臼歯を食いしばり、そこで力を受け止めて、全身の筋肉に力を入れる。口を開いたまま重い物を無理に持ち上げようとすれば、持ち上がらなかったり、腰に無理がかかってギックリ腰になったりする。また、歯よりも低い位置にあるバーベルを持ち上げるのに、歯に力を入れることは何を物語るのか。歯が力を受ける支点として機能していることを物語るのである。

私はやったことがないので確かではないが、剣道の試合で、構えているときはきっと、臼歯で強く咬んでいないのではないだろうか。臼歯で力を入れて咬めば腕や全身の筋肉に力が入り硬くなる。どの攻撃や守備にも素早く対応するためには、硬い体では動けない。精神を集中し、構えているときには、きっと大臼歯は浮かせているか、軽くタッチさせている程度で、打つ瞬間に強く大臼歯で咬むのではないか。これは、渓流釣りをしたことのある私の経験からの連想であるが、川面を見つめ、当たりを待つとき、精神を集中し、竿は軽く握り、上下の歯は離している。大臼歯で強く咬みしめると竿を握る腕にも力が入り、体にも力が入る。この状態から、当たりに瞬間的に合わせる素早い反応が難しいからである。

スポーツ選手は実に多様な姿勢をとって動くので、その瞬間瞬間の姿勢を、それに最適の部位の歯と歯の接触で支え、持っている最大の能力を発揮しようとしているのである。

野球のバッターが打席に入り、構えるときから、球を打ち、振り抜くまでのフォームと、咬み合わせの関係を例にとってみよう。

右バッターなら、バットを右に構え、左方向に回転させて振り抜く。構えたときは、右の大臼歯のどこかが軽く接触した状態だと思う。外角を狙うとき、やや身を乗り出す体勢なので、下顎を右外側にスライドさせ、小臼歯部あたりのやや外側で接触していると思う。そして球を引きつけ、胸の前で打つ瞬間、右大臼歯がしっかり咬み、最大の咬合力がかかる。次には振り抜きながら、下顎は左前方、つまり左の犬歯方向に滑らせながら移行するのである。右の大臼歯で力を入れて咬んだままでは、スムーズに左に体が回転せず、固定されてしまうので、前記のように、上下の歯の接触する位置を滑らせるように移行させるのである。構えたとき、狙う球が外角か内角か、高い球か低い球かで、臼歯の上下の接触位置は異なると思う。それから打球を右に流すか、左に引っ張るかで、打ってから振り抜くまでのフォームも、上下の歯の接触の流れも違ったパターンになる。だから、どのコースに、どの強さの打球を飛ばす選手かによって、歯が磨耗する部位に差がでることになる。バットで球を最も強く打つ瞬間に、どの部位で上下の歯が咬んでいるかによって、磨耗する部位が異なるのである。

同じ選手は同じ打ち方をする。だから同じ部位が特に磨耗しやすい。そうすると咬み合わせに高さの差、力の方向のズレが生じ、姿勢がゆがんだり、打撃フォームの滑らかさが失われたりし、成績が上がらなくなりやすい。そのため、トップを競う選手たちは歯に注意するのである。咬合調整などを受け、高い能力を維持しようとするのである。

もしフォームが変わる連続運動時に、滑らせてゆく上下の歯の接触位置にひっかかりがあったりすると、この滑らかな運動が阻害され、うまい打撃ができなくなる。

同様なことは別の、どのような競技にも当てはまる。柔道で相手を投げるときのことを考えても、同じ姿勢のまま投げることはできない。スピーディーに、連続的に姿勢を変化させ、力を入れる場所や力の程度なども調節しながら、一つの行動をとるのである。その動きにしたがって、選手は上下の歯の接触位置を滑らかにするように変化させながら、出した力を歯で受けとめているのである。

体の重心が狂う位置で咬むスプリントを入れて、柔道の選手に試合をしてもらったら、いつも勝てる選手に負け、怪我をするだろう。射撃の選手は的を外し、スキーの回転では転倒するだろう。体と心のバランスを支える支柱、芯が狂ったら、機能はバラバラになってしまうのである。

ちなみに、一本の歯に、どの程度の力が加わるかご存知だろうか。私たちが通常の食事で硬い食物を咬み切るとき、大臼歯一本に、その人の体重相当の力がかかるのである。体重六十キログラムの人では、六十キログラムの力が、一本の大臼歯にかかる。まして渾身の力を込めて闘うスポーツや労働などでは、ものすごい力がかかり、一本の歯でそれを支えているのである。歯は本当にスゴイのだ。

スポーツ選手の咬合を改善すると

咬み合わせのズレがあり、下顎位が偏位した状態で、スポーツ選手がトップの成績を出すのは難しい。Cさんは、ある大企業の女子射撃部の所属で、その射撃部は優秀な選手を抱えていて日本の代表選手を輩出しているが、Cさんの成績はいま一つであった。監督が私のずっと前からの患者さんで、健康観も共通する部分が多く、意見が合っていたこともあり、Cさんの治療を依頼された。治療目的は射撃の成績を上げることである。

Cさんは初診時、二十六歳で、監督は何とか一花咲かせてやりたいと思っていた。

「成績がこれ以上伸びないと勝てないので、咬合を良くして勝負に出たい。先生の思うように治療してみてほしい」という。

平成十一年五月一日が初診で、それまでの自己ベストは六〇〇点満点で五六三点であった。

顔形は右半分がつぶれ、左が膨らんで、明らかに下顎は左に偏位していることがわかる。下顎が左に偏位すると、右目尻が下がり、開き方が細くなり、視力も落ちる。体の重心が左に傾くため、左肩が下がり、首は右に傾斜する。この結果、体形はゆがみ、肩コリ、腰痛、目の疲れ、イライラなどが現れていた。ライフル射撃という精密、繊細を求められる競技で、体が傾いているのは大きなハンディだ。肩や腰が痛いのも銃身の安定に不利である。イライラしては集中力が落ちたり、視力が落ち、疲れるのは、遠い小さな的を射つのに決定的に不利である。

持たせてもらうとライフルは重く、これを長時間抱えて安定した姿勢で射つのには、どっしりと腰が安定していなければならない。

左右の大臼歯部の咬合高径は右が低く、左右の柱にたとえると右が短くバランスがとれていない。加えて下顎が右方向に引き込まれ、回転している。

この三次元的にねじれるような下顎の偏位を矯正するスプリントを作り、セットして調整すると、効果は現れた。同じチームで、常に上位にいて優勝する選手たちを次々に抜き去り、全日本で優勝するようになったのである。

〔スプリントセット後の成績〕

●自己ベストが五六三点であったのが五六九点と、一年で六点アップした（一年で一点アップすれば上々であるという）

●平成十二年四月、全日本選抜ライフル射撃大会優勝（女子スポーツライフル三姿勢）、日本ライフル射撃協会機関紙「ライフル　スポーツ」の表紙を飾る
●平成十三年三月、全日本選抜ライフル射撃大会優勝
●平成十四年十一月、全日本社会人ライフル射撃競技選手権大会優勝

その後も活躍は続き、日本代表としてワールドカップに出場したり、東アジア大会など海外の試合でもメダルを獲得したりするようになった。

スプリントをセットすると、ゆがんでいた姿勢は伸び、立ち姿のシルエットが美しくなった。全身症状も改善された。症状の程度は、初診を10とし、本人が実感的に申告したものであるが、肩コリは10から3に、腰痛は10から4へ、目の疲れはほとんどなくなり、イライラもほとんど消え、便秘も治った。これらの全身症状の改善と身体機能の向上によって、射撃の成績も当然、上がったのである。

一人の治療によって成績が向上すると、仲間や同じ世界で生きる人が必ず次から次へとやってくる。その後、Cさんと同じチームの選手やコーチの治療も担当することになったが、すべての例で、大きく成績が上がっている。

次の章では、歯の状態が、単に身体のみならず、免疫力や精神にも恐ろしいほどの影響を及ぼすことをご覧いただきたい。

3章　免疫力が回復した

原因不明の身心の不調や苦痛に耐えかねて、原因はもしかしたら咬み合わせの不良にあるのではないかと考え、藁にもすがる思いで日本の各地から来院する人の数が増加の一途を辿っている。そうした患者さんに咬合治療をする（悪い咬み合わせを直す）と、アトピーや花粉症、膠原病などのアレルギー性疾患が治った、水虫が治った、風邪を引かなくなった、といった改善がほとんどの例で見られる。

こうした改善は当然、免疫力の変化と関係している可能性が高い、と私は考えていた。アレルギーは免疫反応の異常な亢進によって起きるし、膠原病は自己が誤って自己を攻撃することによって起きる。水虫が治るのも風邪を引きにくくなるのも、免疫力が高まったことによるものだろう。とするなら、咬み合わせが悪い人の場合、免疫力の低下や異常が起きている可能性が高いのではないか。

そこで私たちは、咬合治療の前と後で採血し、血液検査をおこなって、どういった変化が起こるのか調べてみることにした。

歯の咬み合わせと免疫力

実例1　光や音でパニック、体調最悪で廃人寸前（男性、二十八歳）

初診でこの男性が現れた時は、私も相当に驚いた。ツバの大きな帽子を、顔を隠すように深くかぶり、アイマスクで目を覆ったその上にさらに大きなサングラスをかけ、左右の耳にはお椀形レシーバーのような遮音具がかぶせてある。だれが見ても強盗と見える姿であるが、奥さんに手を引かれ、猫背で歩く痩せた姿から強盗ではないことがすぐにわかる（写真1）。

私は、患者さんが診療室に入ってくる姿を見て、一瞬で大体の診断をする習性が身についているので、「退化型の咬合異常の重症例」とすぐに理解した。

問診といっても本人は音にも光にもパニックを起こしてしまうので、奥さんに確かめるしかない。奥さんの話では、本人の最も苦しい主訴は、光と音に過剰に反応し、パニック状態に陥ることであるという。その程度はひどく、光を完全に遮断するためにアイマスクとサングラスをかけ、さらに大きなツバの帽子を深々とかぶっ

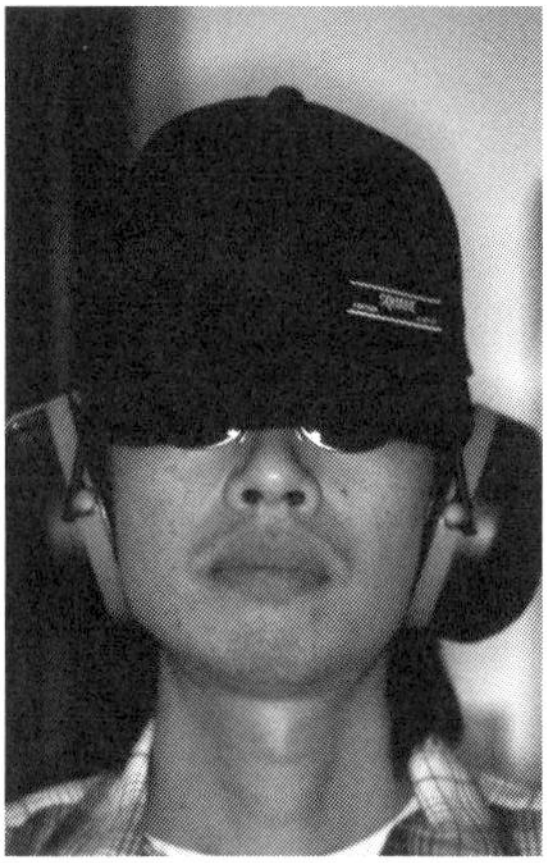

写真1　廃人同様の状態で来院したDさん、28歳男性。
アイマスクとサングラスで目を隠し、防音具で耳を覆っている。光や音でパニックを起こすので家族との会話もできず、暗い部屋に閉じこもっている。

ている。音も遮断するために特殊な防音を施した大きなレシーバーのようなもので耳を覆っているのである。他人のヒソヒソ話はもちろん、自分の声もダメなので、奥さんとの最低限のコミュニケーションも、薄暗くした部屋での筆談のみである。

肩コリや首コリがひどく、頭がクルクル回る感じがしたり、食事をすると胃が苦しくなったりもする。過去にも原因不明の病気で常に調子が悪く、肝臓を悪くして二回入院し、五年前には腰痛で立てなくなって入院し、腎臓も悪くしたという。

初診時（二〇〇五年八月）は、人と接することも働くこともできず、部屋を暗くして閉じこもっていることが多い日々であった。生活保護を受け、これまた体調の悪い奥さんが働いて支えている。二十八歳の若さで廃人寸前の状態に陥り、本人やご家族の苦しみは究極の状態であろう。気持ちを察すると気の毒でたまらない。

〔初診時の症状〕

初診、二〇〇五年八月六日

（本人の申告に従って重い順に記す）

●音に過敏に反応する（右が特にひどい）

小さい音を聞いていても耳の中がいっぱいにふくれ上がってくる感じになり、耳やその周辺が痛くなり、パニック状態となる。音に過敏な程度は非常に強く、奥さんと声をひそめての

会話もできない。自分の声にもパニック状態となるので、完全に遮断し、自分も声を出さずにいるしかない

●光に過敏に反応する（右が特にひどい）

物を見ると目が痛くてクラクラする。少しの光でもまぶしくてがまんできない。額《ひたい》の奥のほうで脳がねじれるような感じになり、フラフラする

●少し食べても胃が苦しくなる

●肩コリ、左が特にひどい

●首コリ、左が特にひどい

●冷え症で、手足が冷たい

●体が重くて動きにくい。脱力感が強く、体力、気力が低下

目も耳も遮蔽した状態で、会話も、いかなる直接的コミュニケーションも不可能な状態なので、とりあえず奥さんから症状や病歴を聞き、あとは姿勢、顔形（ゆがみ方）、歯列と咬み合わせの状態などを調べた。その結果、私の診断を次のように説明した。

歯列弓の形態が、退化型の特徴を示す形態の中で最も進行した瓢箪型（4章でくわしく述べる）であること（この形態になってしまった人はほぼすべて重い症状が発症する）。上下顎の咬み合わせは著しく右が低く、臼歯部は左の方向に偏位している。下顎臼歯部が左に偏位すると頭部の重心が左に

写真2　Dさんの歯列弓の形態と、咬み合わせ。

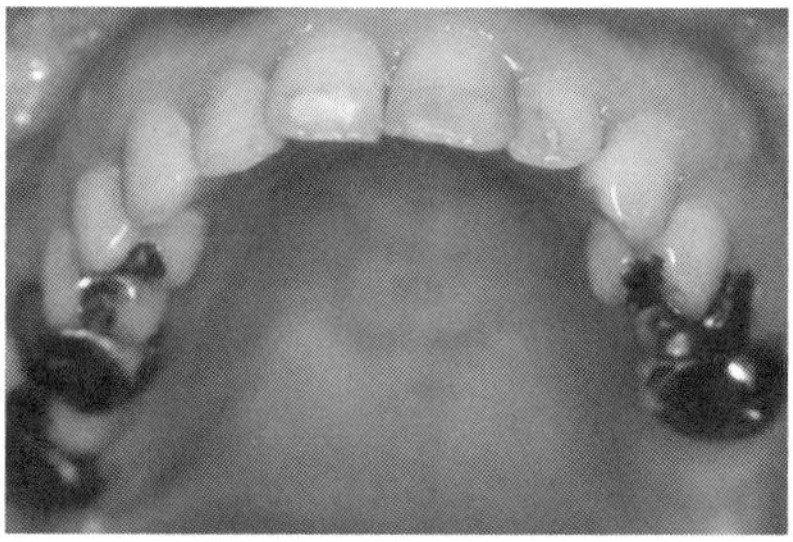

a）上顎だが、右（向かって左）に比べ、左が低く、上顎咬合平面が左上がりで、水平ではない。左上臼歯部の補綴物が低く作られたのだ。

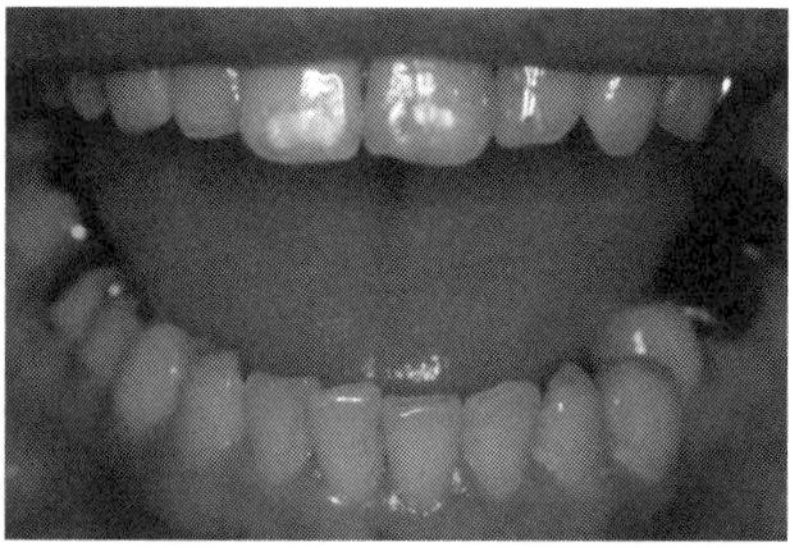

b）下顎歯列弓で、アーチは小臼歯が少しくびれ、大臼歯も舌側に倒れ、低い。特に左臼歯のくびれが強く、大臼歯の補綴物が低く作られている。

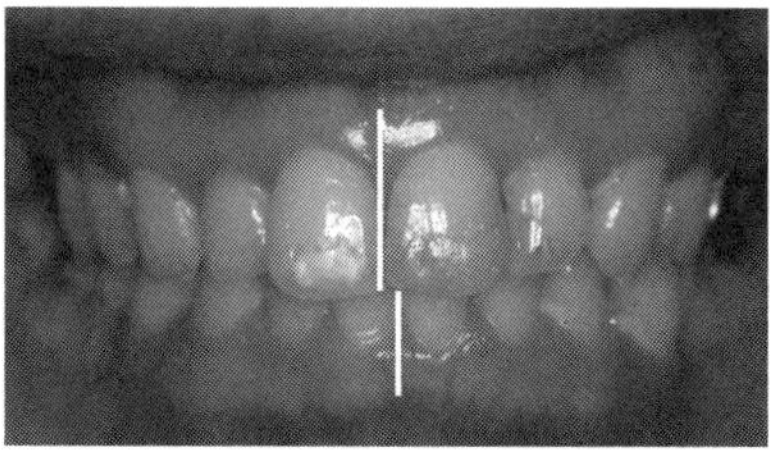

c）咬み合わせたところの正面。上顎の正中に比べ、下顎の正中が左にズレている。

移行し、体が左方向に倒れようとする。体が左に倒れるのを防ごうと首を右に傾けて重心調整し、それをさらに調整するために胸椎、腰椎を曲げる結果になる。それが側弯状態の本態である。この体のゆがみが原因で、重い症状が発生している……と。

Dさんの歯列弓形態は写真2の通りである。aが上顎、bが下顎、cが咬んだところを正面から見たものである。bの下顎歯列を見ると、狭いV字型化した歯列に加え、小臼歯がやや舌側に入り込んでいる。歯科は瓢箪型傾向となっており、退化の最先端を行っている。軟らかい物しか食べなかったのは明らかである。もともと狭く、不安定な歯列で、自分の歯も不揃いであるが、臼歯（奥歯）に入れられた咬み合わせがデタラメな補綴物（金属冠などの被せ物）によって、さらにその咬み合わせを狂わせている。これらの要因が重なり、下顎がねじれるように、三次元的に偏位してしまっている。

このような場合、ねじれるように偏位した下顎の偏位を修正し、下顎の重心が体の正中つまり三次元的ど真ん中に来るように補正し、その位置で咬めるように即席のスプリント（シリコンゴムを用いて作るマウスピースのようなもの）を製作し、これを咬んでもらって姿勢と症状の改善を観察することが大変有効である。私はこれをバイト・トライと呼んでいる。このバイト・トライをおこなうためには相当の力量が必要だ。つまり、患者さんを見ただけで下顎の偏位の状態を正しく把握し、これを正しい位置に修正した下顎の位置をその場で割り出す診断力が必要で、豊富な臨床経験や臨床勘が必要である。さらに、三次元的に正中と判断する位置に下顎を誘導する技術が必要である。

本来、研究模型をつくり、頭部や顎関節、歯列などのX線写真を撮り、顔や体の形態の写真を撮影した上で、それらの資料をつき合わせて下顎の偏位を診断し、三次元的に正しい下顎位を決定するのであるが、初診時にその場で、私たちにも患者さんにも確認できる診断をおこなうことができるので、バイト・トライの意味は大きい。

この偏位した下顎を、三次元的正中に補正した位置で咬めるように、シリコン製のインスタント・スプリントを咬ませ、反応を確認する。これがバイト・トライで、咬んだその場でゆがんだ姿勢が立ち直ってゆくのがわかる。Dさんの場合は、右に傾いていた首はまっすぐに立ち、左右の肩が水平になり、背骨の側弯も直されて、シルエットが整ってきた。通常はバイト・トライ前後の姿勢の変化を患者さん本人に姿見で見てもらうのだが、残念ながらDさんはアイマスクをしているので奥さんに確認してもらった。

姿勢の変化と同時に次のような症状の変化も起きた。たった十五分後の変化である。

〔バイト・トライ後の症状の変化〕

- 声を出して話せるようになった。まだ小さな声だが、話をしても大丈夫になった
- 音の響き方が軽くなった
- 治療室の音が気にならなくなった
- 頭がグルグルしていたのが軽くなった

患者さんは自分の体でわかる変化に喜び、以上のような症状の改善を笑顔で訴えたが、そのほかにも、肩や首のコリが軽くなり、手足も温かくなったようであった。

すぐに治療をおこなうことになり、初診日にくわしい資料をとり、十日後には、可能な限り正しい下顎位に近い位置で咬めるようにするレジン製スプリントを製作し、下顎歯列にパチンとはめ込んで装着した。資料をとってから十日後である。症状が重く、気の毒なので、予定は

混んでいたが技工士を急がせ、早く作ったのである。

レジンとは一種のプラスチックで、入れ歯の素材に用いられる硬い材料だ。これを歯列上にパチンとはめ込むと、そのまま食事ができる。この咬み合わせの位置に合わせて姿勢が変化するので、この姿勢に全身の筋肉などの組織を馴れさせながら、約四週に一度、咬み合わせの位置をさらに正しい方向に調整する。Dさんの体調は次第に改善し、体力も向上してきた。

一年三ヵ月経過して、帽子もアイマスクもサングラスもなしで室内での生活ができるまでに回復した。サングラスも、とくに強い光を受けるとき以外は外せるまでになった。小さい声で会話もでき、家族とのコミュニケーションも楽しくなったと喜んでいる。本当に久し振りに友人と会い、食事をし、話もできたと大喜びする姿を見て、私もいっしょにうれしくなったものである。

Dさんの症状の回復は、じつは次に述べる免疫力・生命力の回復・向上と軌を一にしていた。そのことを述べる前に「免疫力とは何か」について、簡単に触れておこう。

――免疫力とはなんだろう

近年、安保徹先生（新潟大学大学院医歯学総合研究科教授）の活躍によって、免疫学が脚光を浴び、難解と思われがちだった免疫の仕組みがわかりやすく解き明かされ、一般の人びとにとって身近なものとなってきている。

細菌やウイルス、そのほかの異物が外敵として体に侵入すると、それらに対抗して生命活動を守る防御システムがある。こうした「病気と戦う免疫力の正体は何かというと、それは白血球です」と安保先生は明言している。安保先生の著書（『免疫学の威力』悠飛社、『未来免疫学』インターメディカル、『免疫進化論』河出書房新社）などから、免疫力の正体とは何かを簡潔にまとめると次のようになる。

人間の血液は赤血球と白血球からできていて、量的には赤血球一〇〇〇対白血球一である。この少量の白血球が病気から体を守る免疫力をつかさどっている。

白血球は、顆粒球とリンパ球、それに単球（マクロファージ）から成っていて、その割合は、基準値としては顆粒球六〇パーセント、リンパ球三五パーセント、単球五パーセントである。この割合は状況によって変動するが、あまり偏ると問題を起こしやすい。三者の働きは次の通りである。

●**顆粒球**――体に侵入してきた細菌や死んだ細胞を食べて分解する。食べると自分も死んで膿《うみ》となる。

●**リンパ球**――細菌より小さなウイルスや、小さな異物と戦う。この戦い方は顆粒球とは異なり、小さな異物が入ってくると、それを抗原と認識して抗体をつくり、この抗体が抗原抗体反応を起こして抗原を無力化する。リンパ球が抗体をつくって抗原を処理する働きを「免疫」と呼び、顆粒球の働きは免疫とは呼ばない。

●単球――大食細胞と呼ばれ、体に侵入してきた大きな異物を食べる。

白血球を構成する以上の三つはそれぞれ病原体と戦って健康を守る大切な働きをしているのだが、抗体をつくって抗原をやっつけるリンパ球の働きのみを、正しくは「免疫」と呼ぶ。

もう一つ、大切なことを知っておく必要がある。顆粒球やリンパ球などの白血球の数やバランスが、自律神経によって支配されているという点である。私たちの基本的な生命活動は、私たちの意志とは無関係に働く自律神経によって絶妙にコントロールされ調節されて、破綻することなく維持されている。私たちが寝ているあいだも心臓や肺、そのほかの内臓はきちんと働き、役割を果し続けている。血圧や体温も調節され、暑ければ汗をかき、寒ければ筋肉が収縮し、まさに私たちが無意識でいる部分で自律的に働き、生命活動を維持しているのである。この自律神経は、ホルモンの分泌や免疫細胞までも支配している。

自律神経は交感神経と副交感神経とから成り、交感神経が優位なときは緊張状態となり、顆粒球が活性化し、副交感神経が優位なときにはゆったりした気分になり、リンパ球が活性化する仕組みとなっている。この関係から、緊張派と闘争派の人が「交感神経型」で顆粒球型、ゆったり派の人が「副交感神経型」でリンパ球型、と呼ばれる（以上は安保先生の著書からの要約なので、もっとくわしく免疫力について知りたい方は、ぜひ安保先生の著書をお読み下さい）。

――低下していた免疫力が向上した

咬み合わせの正・不正が、免疫力と深い関わりを持っているという事実が、私たちの研究で明らかになった。丸橋全人歯科の咬合治療専門医、竹林英彦、亀井琢正と、口腔外科の辻本仁志、それに私の四人のチームで、咬合治療をおこなう前後の白血球の変化を追ってみたのである。

ここで、前出の男性患者Dさんの免疫力が、咬合治療の進行とともに、どのように改善したかご覧いただきたい。白血球の総数、その内の顆粒球の割合、リンパ球の割合、単球（マクロファージ）の割合、リンパ球の絶対数の、それぞれの変化を追ったものである。

Dさんの初診は二〇〇五年八月六日である。初診の五ヵ月前（二〇〇五年三月十五日）に、かかりつけの病院でおこなった検査結果と、当院でスプリントを装着した（八月二十九日）後四回調整した二〇〇五年十二月一日に採血した検査結果、そしてまた少し経過した二〇〇六年十一月六日採血の結果を比較して表すと、表1となる。

リンパ球の変化に注目すると、割合、数ともに理想に近づき、免疫力が向上し、本来の抵抗力を取り戻してきたことが一目瞭然である。治療前は二七・七パーセントに低下していたリン

表1　Dさんの咬合治療前後の白血球像の変化（初診　2005.8.6）

	初診の5ヵ月前 (2005.3.15)	スプリント装着 3ヵ月後 (2005.12.1)	スプリント装着 1年2ヵ月後 (2006.11.6)
白血球	4650/μℓ	4310/μℓ	4310/μℓ
顆粒球	65.4%	61.9%	59.4%
リンパ球	27.7%	32.3%	34.3%
リンパ球数 （絶対数）	1288/μℓ	1392/μℓ	1478/μℓ
単　球	6.9%	5.8%	6.3%

■理想的には白血球数3500〜9700/μℓ、顆粒球60%、リンパ球35%、単球5%前後がよいと言われる。
リンパ球絶対数は1500/μℓ以上必要。
■リンパ球が治療前は、割合・数ともに少なかった。
咬合治療後、ほぼ正常になったことがわかる。

パ球は、スプリント装着から三ヵ月後に三二・三パーセント、またその十一ヵ月後には三四・三パーセントにまで向上した。リンパ球の割合は三五パーセントくらいがよいとされているから、ほぼ理想的な値である。リンパ球の数も一四七八／μℓに回復している。一五〇〇／μℓ以上が望ましいとされているので、これもほぼ正常となった。

人間の生命を病気から守る抵抗力の本態は白血球で、その中でもリンパ球の働きを免疫という。リンパ球はウイルスなどの微小な外敵が侵入してくるとそれを非自己と認識し、非自己を抗原とする抗体をつくる。この抗体が抗原と反応し（抗原抗体反応）、敵を無害化し排出する、この働きが免疫である。一度抗原が侵入し、抗体ができると、この抗体はかなり長期間体の中に残り、再び同じ抗原が侵入した場合は、速やかに抗原抗体反応を起こして病気（疫）から免れることができる。それで免疫と呼ぶわけである。

免疫の働きを利用し、ワクチンを注射して病気を予防する方法は広くおこなわれているが、ワクチンとは病原体の毒素を弱めたり、殺したりしたもので、これを注射すると抗体をつくることができる。

Dさんは長年、いつも病弱で、体調不良に苦しんできたが、免疫力が低下していたことも病弱だった一つの原因であったと思う。精神科で投薬を受けると肝臓が悪くなり、食事も摂れなくなって二回も入院したり、腰痛がひどくて立てなくなり、また入院したりを繰り返してきた。不眠にも苦しみ、二～三時間しか眠れず、体の冷えは次第にひどくなり、来院時には廃人のようになってしまっていた。

スプリントを装着し、治療を続けているとDさんは見違えるほど元気になり、顔の色艶も大変良くなった。全身的に現れた症状の改善を次にまとめてみよう。

Dさんはきわめて重症だったので、現在も治療継続中である。このような例ではふつう、かなりの長い時間をかけながら次第に症状が解消してゆく。体の重心を三次元的正中に補正すると、その新しい姿勢に合った筋肉などの組織がなれ、新生し、少しずつ安定してゆくようである。これをリモデリングと呼ぶ。

四週間に一度の通院で、Dさんは次の程度まで回復することができた。症状の重さの程度は、初診時を一〇とし、本人が実感的に申告したものである。

●音に対する過敏度　10　↓　6.6
●光に対する過敏度　10　↓　9.6
●物を見ると目が痛くてクラクラする　10　↓　8.8
●食べると胃が痛くなる　10　↓　5
●肩コリ　10　↓　3.5
●首コリ　10　↓　4.5
●年々ひどくなっていた体の冷えが良くなった
●体が重くて動かない　↓　ほとんど良くなった（水泳も始めることができた）
●睡眠、二〜三時間しか眠れなかったのが五〜六時間に増えた
●会話がまったくできず筆談だったのが、小声なら話せるようになり、ストレスが減り、楽になった

本人申告の数値だけを見ると、あまり症状の改善は大きくないように思えるが、Dさんは別人のように行動範囲が広がり、会話ができ、明るく活発になったと思う。音と光を避けて一日

中暗い部屋に閉じこもるか、アイマスクや目隠し、サングラスに帽子で身を固めていたのが、今ではプールに通い、ウォーキングで体力をつけ、家族と会話もでき、治療にも一人で通院できるようになった。病気もしなくなり、早く働けるようになりたいと、意欲をもって生きられるようになったのである。

精神と免疫力の深いつながり

咬み合わせが悪いと姿勢がゆがみ、常時、苦痛を抱いていなければならない。この咬合性ストレスというものは皆さんが考えられている以上に強力で、多くの場合、交感神経が緊張状態となり、顆粒球型に傾く。その結果、リンパ球が減少している人がほとんどとなる。

Dさんの例では、白血球数の中に占めるリンパ球の割合が低いうえ、総白血球数も少ないので、リンパ球の絶対数はかなり少なくなっていた。顎偏位に起因する症状は非常に重く、つらいもので、人間破壊を起こしてしまうほどひどい例もある。つまり咬合性ストレスは強いもので、そのために緊張型、交感神経型が多くなるのだろうと推測している。不眠や過度の緊張によるパニック、攻撃的性格、疑い深い性格など、自律神経のバランスを崩したと思われる人が目立つ。

神経系の不調和が、免疫力に対しての異常を引き起こすことがわかったが、臨床例を観察していると内臓の働きやホルモンの分泌、精神的バランスなど、実に多方面にわたって、強力な影響を及ぼしているらしいことが見えてくる。
次に精神も免疫力も同時に崩れてしまった例を示したい。

実例2　精神も免疫力も崩れて（女性、三十二歳）

歯を白くしたい、歯周病を治したいという主訴で三十二歳の女性、E子さんが来院した。初診時に自分で記入してもらう問診表の全身症状関係には、肩コリ、首コリ、冷え症の項目に丸印がついているだけで、そのほかにたいした症状があるとの記入はされていなかった。

しかし、私は一瞬に、より重大な問題点に注目した。常に患者さんの顔形、表情、体形、色艶、爪の色などを観察して診断する習性が身についているので、見えたのだ。E子さんの首には、まだ新しいヒモの締め跡が二本ある。そして両手首には無数のリストカット痕がある。

「これ、どうしたんですか」と質問すると、意外にわだかまりなく、

「どうしても抑えきれずにやってしまうんです」と、素直な答えが返ってきた。

咬み合わせも悪く、下顎位が大きく偏位していて、右が低く、下顎が全体的に左にずれているタイプである。それに加え、臼歯部の咬み合わせが低いために、前歯がきつく当たって咬み合っている。本当は前歯の咬み合わせは、紙一枚の隙間がなければいけない。下顎の左偏位は、体の重心が左にずれるため、右偏位より性《タチ》の悪い症状が出るケースが多い。

「顔色、爪の色から言うと歯周病の体質はないし、歯も特に黄色いわけではありません。それ

より、咬み合わせのズレを正すほうが大切で、あなたにとって大きな利益があると思います」と説明し、とりあえずバイト・トライをおこなってみることにした。原因不明で有効な治療方法がないまま苦しんでいる人にとって、バイト・トライは大変大きな意味がある。シリコンで作った即席のスプリントを咬み、軽い運動をして十分ほど待つと、ゆがんでいた姿勢が見る見る立ち直ってくる。左右差の大きかった肩が水平になり、傾いていた首がまっすぐになり、曲っていた顔も左右対称に近づいてゆくのが自分でも明らかに確認できる。それと同時に、首や肩、背中のコリが消え、視界が広がり、よく見えるようになり、頭がさわやかになる、などの体調の変化が現れる。それを体験すると患者さんはとにかく驚き、喜び、涙を流す人も多い。中には先生が神様に見える、などと言ってくれる人もいるほど、短時間に多くの変化が現れる。バイト・トライをおこなうことによって、私たちの診断にも役立つが、絶望の淵に沈んでいた患者さんが、希望を持つことができるようになる点で、意義が実に大きい。

バイト・トライをしても、効果が小さかったり、長時間かけても少ししか変化が現れないグループが二つある。

一つ目のグループは、精神科で投薬を受けた薬を何種類も飲んでいる人たちで、多くの場合、小さな変化しか現れない。スプリントを入れ、薬の服用をやめてから、ゆっくり回復してゆく傾向が共通している。

二つ目のグループは、不登校や引きこもりなどが長時間続いていて、ほとんど運動もせず、部屋でゴロゴロしている人たちである。胸や腕の筋肉が落ち、猫背で顔色が悪い特徴を持っている。

しかしE子さんは、精神科の薬を多種類飲んでいるにもかかわらず、バイト・トライにすぐに大きな反応を示した。長い間スポーツをしていたので筋肉が十分で顔の色艶が良好な特徴がそのまま好結果に現れたと思う。本人に治る力が残っているか否かで、治療の成績やスピードは大きく左右されるという事実をよく理解していただき、治る力のある体を維持する生活を心がけてもらいたいものである。

〔バイト・トライによるE子さんの変化〕（本人の申告のまま）

●肩が温かくなった
●目が明るくなった
●左目が大きく開けるようになった
●肩が平らになった
●全体が均等に咬める
●手足が温かい
●気分が楽になった

体だけでなく気分も楽になったことに安心し、E子さんは今までのことをみんな話してくれた。それを要約すると次の内容である。

●子どもの頃より自殺願望があった
●子どもの泣き声を聞くと自分も「ワーッ」となってしまう
●嫌なことがあると自分が悪いと感じてしまい、手や足を傷つけてしまう
●今年も自殺を計り、首を吊って、その後精神科に入院していた
●その後も薬一四〇錠を一度に飲み、入院したことがある
●家族に隠してロープを持っていて、いつでも死ねるようにしている
●現在は、境界性人格障害、パニック障害で精神科に通院中

精神科で処方されて服用中の薬は以下のとおり。

●バレリン（朝・昼・夕）てんかんや躁鬱の治療薬
●メデタックス（寝る前）不安と緊張の緩和
●ロヒプノール（寝る前）睡眠をとりやすくする
●テグレトール（朝・夕）てんかん、躁鬱、神経痛、その他精神症状の改善
●ベタマック　（朝・夕）鬱の改善

●ワイパックス（不安時）不安、緊張の緩和

バイト・トライの効果を体感し、E子さんはすっかり失っていた希望を持ち直し、すぐに治療をしたいと言った。私たちから見ても、自殺の危険もあり、急いだほうがよいと思われた。至急必要な検査をおこない、資料をとり、歯型もとって正式なレジン・スプリントを製作した。レジンは硬いプラスチックなので、これを歯列上にパチンとはめこむと、そのまま食事もでき、常に正しい咬合関係、正しい下顎位を保つことができる。

技工士を急がせ、初診日から十六日後にスプリントをセットしたが、効果は即効的で、何よりも本人が驚き、大喜びをした。

スプリントをセットし、ゆがんだ体のクセを取るために軽い屈伸運動をして、十五分後には、次のような、劇的とも言うべき変化が現れた。

●右肩が楽になる
●首の後ろの部分に血が通うようになった
●体を動かしたくなった
●手が温かくなった

●視界が広がり、明るくなった
●気分が楽しくなった

このとき以後、E子さんは一度も死にたいと思うことがなくなったという。その経験を、私たちの健康教室「良い歯の会」の機関紙、「いのち」に次のように手記を寄せてくれた。

「そして二週間後、ワクワクしながら待ったスプリントが出来上がりました。効果はてき面で、つけたとたんに体が軽くなり、肩コリが治り、冷え性が治り、そしてなにより考え方がすっかり変わりました。

まず、今まではクヨクヨ考えても行動できずに、あげくのはてに自傷に走っていたのが、考えたら即、行動できるようになり、活発になりました。また、自殺しようと一切考えなくなりました。

私の変貌振りに家族はもちろん、精神科の主治医の先生も驚いています。家族も今までは自傷をしてしまうかもしれないため、一時でも目を離せなかった私のことを、今では一人で行動しても安心して見守ってくれているようです。これからは、「良い歯の会」にも出席して、自分のために、また家族のために健康になるため、食生活の見直しをしようと思っています。死ぬことしか考えていなかった私が、健康になるために何かをしようなんて、丸橋歯科のおかげで本当に人生が一八〇度変わった感じです」

E子さんには「人生が一八〇度変わった」というほどの劇的変化が生じたのだが、歯のすごさは本当に驚くべきものであることがわかった。まさに、歯は「いのちの軸」とも主柱とも源とも言えると思う。咬み合わせの立て直しによって、身体的不調が立ち直り、同時に精神的破綻も再建された。

乱れていた免疫力が立ち直った

咬合治療の前後で、E子さんの血液検査をおこない白血球像の変化を追ってみた。すると、治療が進むのに従って身心の状態が改善するのと並行して、白血球像も確実に改善し、正常化していることがわかった。

E子さんは緊張型、つまり交感神経型で、一貫して顆粒球の割合が高い。初診時に七一パーセントであったのが、スプリント装着五ヵ月後でも七〇・三パーセントと、ほんのわずか減少したのみである。少なすぎたリンパ球も初診時二〇・九パーセントから、二四・七パーセントと少し増加したのみで、まだ割合は低すぎる。しかしリンパ球の絶対数は初診時八二九／μlと異常に少なかったのが、必要とされる一五〇〇／μlを超え、一五八〇／μlへと大幅に増加している。免疫力は十分に強化されたのである。初診時には白血球数が三九七〇／μlとやや少な目

表2　D子さんの咬合治療前後の白血球像の変化

	初診時 (2005.8.19)	スプリント装着2週間後 (2005.9.20)	スプリント装着5ヵ月後 (2006.2.28)
白血球数	3970/μℓ	4320/μℓ	6400/μℓ
顆粒球	71　%	69.2%	70.3%
リンパ球	20.9%	25.9%	24.7%
リンパ球数(絶対数)	829/μℓ	1118/μℓ	1580/μℓ
単　球	8.1%	4.9%	5　%

■理想的な白血球数は3500～9700/μℓ、顆粒球60%、リンパ球35%、単球5%前後。リンパ球絶対数は1500/μℓ以上とされる。

だったのが、スプリント装着後には六四〇〇/μℓと増加し、リンパ球数が増加したことがわかる（表2）。

単球の割合も、理想的とされる五パーセントとなった。これでもう少しリラックスした自律神経バランスとなり、顆粒球の割合が減少し、リンパ球の割合が上がれば本当に理想的である。

この例からも、小さな歯が、身体、精神、免疫力のバランスを支える主軸としての役割を果たしていることがわかる。

4章　G型の悲劇

急激に増えるV字型とG型

さてここで、E子さんの歯列弓の形態に注目していただきたい。

歯列弓とは弓なり形をした歯列のカーブのことであるが、写真3がE子さんの下顎歯列の形態である。小臼歯部が舌側に入り込んで、くびれた瓢箪型をしている特徴がある。英語なら「ギター・シェイプ（G型）」である。この歯列弓の特徴を見て、Dさんの歯列弓を思い出される読者もきっとおられると思う。Dさんも瓢箪型歯列弓であった（写真2b）。

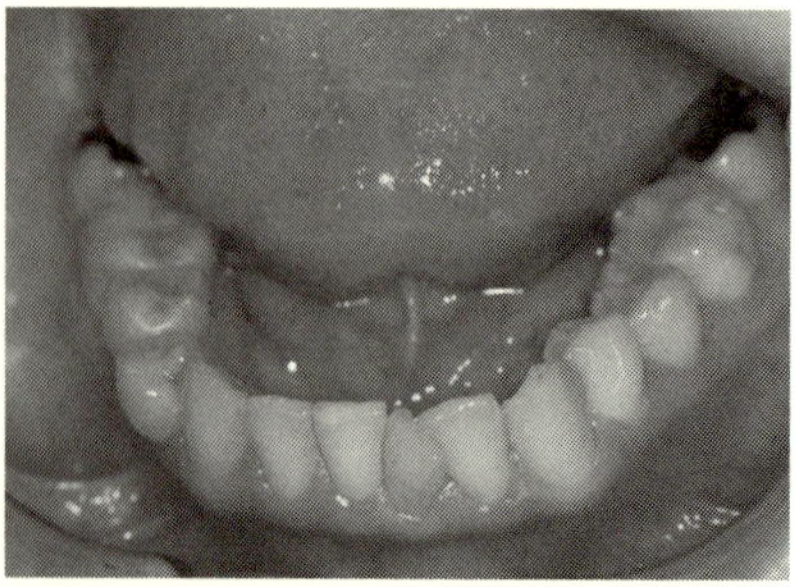

写真3　小臼歯と第1大臼歯が舌側にくびれた瓢箪型（G型）歯列弓をしているE子さんは、体のみではなく、精神的にも破綻状態だった。

人類の歴史はざっと五〇〇万年の時間を歩み、現在の人類に辿りついているが、硬い物をよく咬んで食べていた頃はU字型歯列弓をしていた。馬蹄型と言ってもよい。日本人で言えば縄文時代人はU字型歯列弓であったのだから、人類学的時間スケールから見れば、ごく最近までは、ほとんどすべての人がU字型歯列弓をしていたのである。

江戸時代でも多くの一般庶民の歯列弓はU字型であった。少数の貴族や将軍が軟食をし、次第に狭い形態の歯列弓への退化傾向を示していたにすぎなかった。

火食をし、次第に軟食が増えると、幅が大きなU字型歯列弓は、やさしい放物線型（P型）へと移行し、退化傾向を示すようになる。現代日本人のほとんどは、良くても放物線型で、より狭い形態のV字型へと退化は急速に進行している。V字型歯列弓になると、ほとんどの人に体調不良や体力低下といった身心の不調が現れている。頭痛、肩コリ、首コリ、冷え症、体力の低下、無気力などという症状も見られるようになる。

退化が次の段階に進むと、顎骨はいっそう小さくなり、歯が整列することができずに乱杭歯状態（クラウディング）となり、小臼歯が舌側に入り込み、くびれた瓢箪型となる。

瓢箪型になると、いっそう重症の体調不調に苦しむようになり、Dさん、E子さんの例に見られるように悲劇的な状況に陥る人が多くなる。瓢箪型歯列弓は、「悲劇の歯並び」と言ってよい。

瓢箪型は悲劇の歯列弓と言ったが、このタイプの若年者が急増している（理由は後の章で詳述する）。現在の二十歳前後の若者を調べれば、V字型と瓢箪型（G型）が主流となってしまっている。こうなると、不登校、引きこもりなどが急増する。現在は、このような人に、よく話を聞き、相談にのって励まし、サポートするというような精神論的対処がなされるのが主で、それがさも「ヒューマニズムの王道」のように持ち上げられているが、私はそれは的の外れた対策ではないかと思っている。精神論的な対策も不要とは言わないが、これらの若者の現象がなぜ増加しているのか、その真の原因を知れば、的を射た対処は、もっと別なところにあると言わざるをえない。臨床家である私としては、ここでも一例を示したい。

実例　学校に行けない瓢箪型歯列（中三・女生徒）

十四歳の女子中学生F子さんが母親に連れられて来院した。明るく、顔の色艶もよく、元気そうであるが、三ヵ月前から急に学校に行きにくくなっているという。はじめの頃は午前中で疲れて帰り、そのうちに腰痛もひどくなって一時間も椅子にすわっていられなくなった。保健室で寝ていることが多く、ついに学校に行けなくなって、母親がもしかしたら歯ではないかと考え、連れて来たのである。

中学三年生で進学を控え、深刻な状態であったし、短期留学の予定が近づいているという。

「背が高いですね。クラスで一番高いですか」

と聞くと、その通りだという。

「最近、急に身長が伸びたと思ったら、学校に行けなくなった」

と母親が説明する。

一般的に、身長が伸びる中学生から高校生にかけて、急に症状が顕在化する例があり、その意味では典型的症例といえる。

発症して間もないので、まだ顔の色艶も良好で元気そうであるが、体形を見ると細く長身で、右肩が落ち、首は左に傾いている。顔は右頬がふくらみ、左目がさがっている。下顎の右偏位で、体の重心が右に傾き、体が倒れるのを防ぐため、写真4のように体を曲げ、防御姿勢をとり、それが側弯症となっているのである。

写真5はF子さんの下顎歯列弓である。やはり典型的な瓢箪型（G型）である。ほかにも注目していただきたい重要な特徴がある。大臼歯が直立せず、舌側に倒れている点、それから大臼歯の背が低く、歯肉から高く頭を出していない点である。

さらに写真6をみると、上下の歯がしっかり咬み合わず、隙間が多いことがわかる。硬い物をよく咬んで食べないと、このような咬み合わせになる。この咬み合わせでは身心ともに力が入らず集中力もなくなる。この歯列と、この歯列から結果としてもたらされる咬合関係が、どのように姿勢をゆがませてゆくか、それについては6章で詳述するが、F子さんが不登校になっている原因は、この歯にあることはまちがいない。

このような症例をたくさん見ている私には、どのように対処したらよいかすぐにわかる。下顎の顎位が身体の三次元的正中（ど真ん中）に来るように咬み合わせを補正し、その位置でシリコンゴムを咬む、バイト・トライをおこなうことにした。写真7が、シリコンを咬んだところ、写真8のaがバイト・トライ前、bが咬んだ後の姿勢である。シリコンを咬み、軽い体操

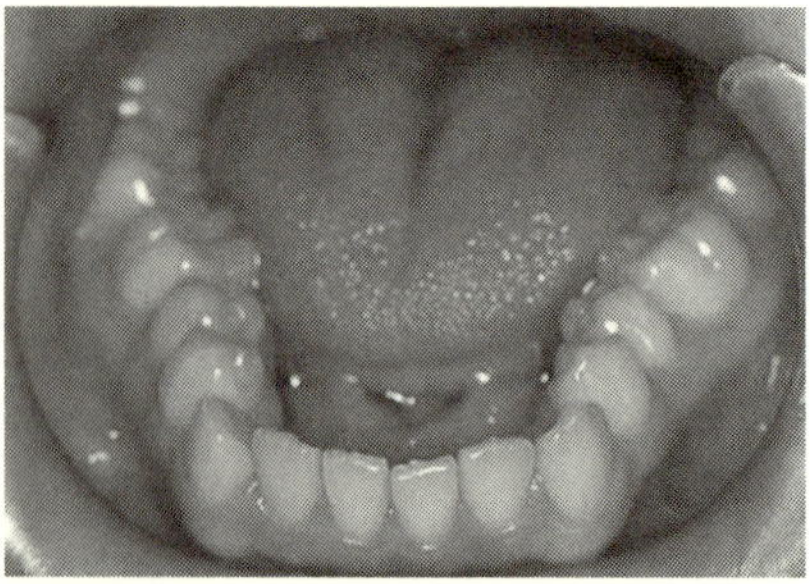

写真5　F子さんの典型的瓢箪型歯列弓（G型）。小臼歯がくびれ、大臼歯が舌側に倒れ、萌出度も低い。G型は滅びのサインだ。

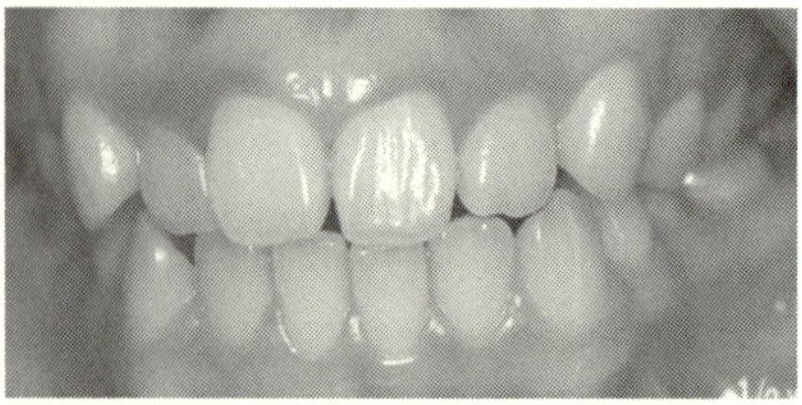

写真6　F子さんの咬み合わせを正面から見たところ。硬い物をしっかり咬んで食べていないと、上下の歯が先端で接触するだけで、咬み合わない。隙間だらけになる。

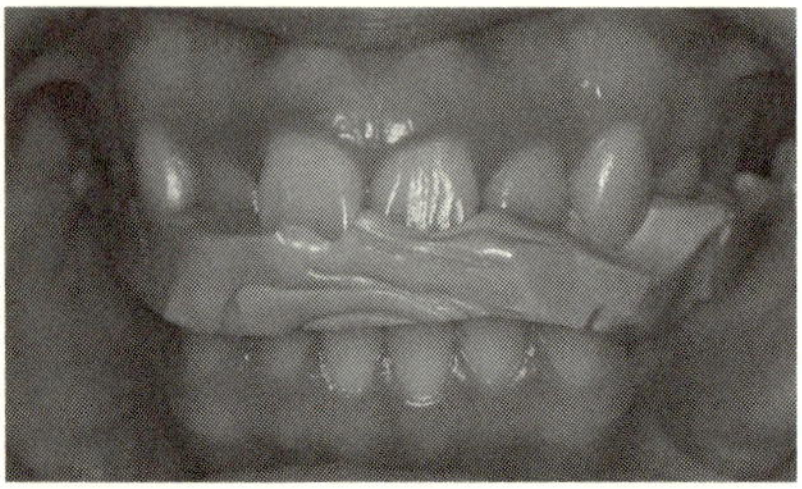

写真7　高低、左右、前後的に、下顎が体の正中にくるように補正した位置でシリコンを咬ませる。バイト・トライ。

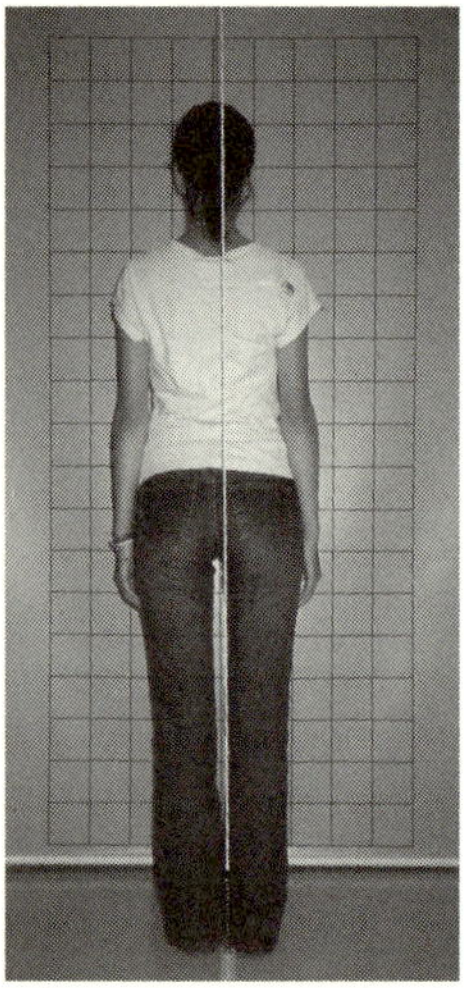

写真4　F子さんの後姿。右肩が落ち、首が左にズレている。真ん中に吊ってあるヒモと比べると、脊柱の彎曲がわかる。

をし、十五分後にはbのように姿勢が正されてゆく。aでは右肩が下がり、首が左に傾いていたが、bでは左右対称の美しいシルエットとなっている。

　バイト・トライ前、F子さんは椅子にすわると自力で立ち上がることができなかった。またすわっていると腰が痛くなり、すわっていることも立ち上がることもできなくなってしまった。それが、シリコンを咬んだ後は、まったく自然に立ち上がることができるようになった。腰痛も消えた。

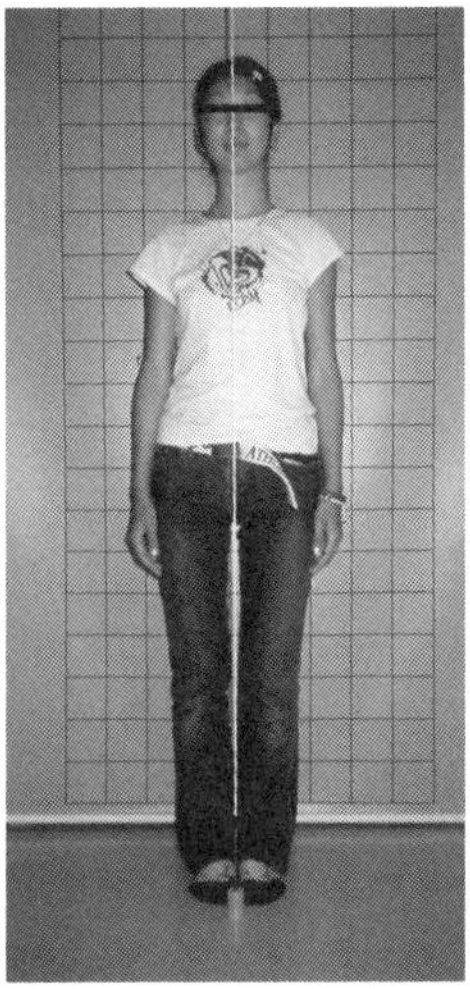

写真8 a）バイト・トライ前の姿勢。分銅を吊るした垂直のヒモに比べ、体がゆがんでいる。肩は右が下がっている。

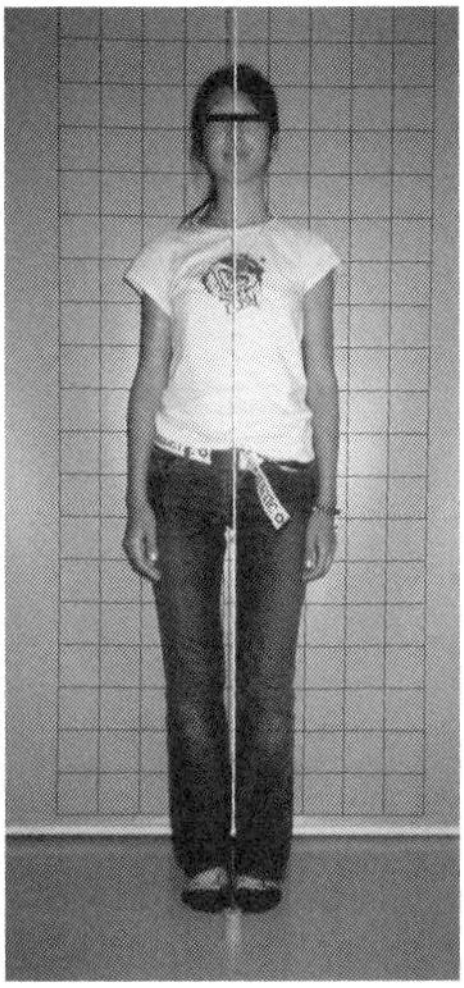

写真8 b）バイト・トライ後の姿勢。肩も水平になり、首も立ち、すっきりしたシルエットとなった。

　F子さん本人も、最初は自分が自然に立ち上がっている事実に気づかなかった様子だったが、ふと不思議そうに言った。

「あっ、私、自分で立てる」

　そのほかにも、手足が温かくなり、目や頭がはっきりし、首と肩のコリが消えるなど、一般的な症状の改善も認められた。

　その後一回咬合調整をすると、F子さんはほとんど問題もなく学校に行けるようになった。

私はF子さんに対し、精神論的アプローチは何一つしていない。生物学的な異変を改善するための副木として、スプリントを入れただけである。手に杖を持つよりも、より本質的対策として、「歯に杖を持たせた」と考えれば理解できると思う。身心を最も中心で支え、コントロールする歯に寸法的・形態的異常が生じたのが原因であるから、歯に副木を与えて、寸法を補正するのがより本質的な杖である。しかし、常にスプリントを使っているのは不便だ。

もっと本質的解決は、歯に杖を持たせなくても正常に身心が機能するような治療をおこなうことである。F子さんの場合、まだ中学生であるし、ムシバのないきれいな歯なので、矯正治療によって歯を正しい位置に動かし、生物学的に正しい歯列と体の形態を取り戻すことである。多くの歯がムシバであったり、すでに覆せ物がしてあったり、欠損していたりするケースでは、長く時間のかかる矯正治療ではなく、欠損部はインプラントをおこない、ムシバの歯などはクラウンなどを覆せ、正しい咬み合わせを回復する補綴治療を選択することが多い。

F子さんはとりあえずスプリントを入れ、元気になり、勉強に戻ることができた。留学が終わってから、様子を見て矯正治療を検討しようということになっている。

この例を見ていただき、私が言いたいのは、現在問題となっている体力気力低下症候群と呼べる事例を見ると、その多くは瓢箪型歯列弓か、それに近いV字型歯列弓をしている、という事実である。こうした事態に対し、もっぱら、精神論的、教育的対処をおこなうことは的外れで、大きな効果が期待できないのではないかと思う。日本の民族力が低下しつつあると憂慮される最近の若者の身心の状況について、私はぜひ、生物学的視点からも照明をあて、議論をしていただきたいと考えている。

UPVGの法則

人類五〇〇万年の歴史の中で、各時代の食習慣にともなって、歯列弓の形態がどのように変化してゆくかを観察した結果、私は次の二つの法則性を見ている。

◎第一法則

歯列弓は時代とともに「UPVG」の四段階の形態に退化的な変化をし、G型は身心の能力に破綻が生じた滅びの段階といえる。

●**U字型**、大きなU字型。馬蹄型アーチで、広い面積を有し、頭部と胴体の力の移動を受け止めるのに安定した形態である。姿勢は安定し、体の不調が最も生じにくい。現在でも伝統的食生活が崩れない原住民には認められ、儀式的に抜歯をした後にも歯列の乱れは生じず、身体不調も起きにくい。日本では縄文人の多くがこの型であった。

●**P型**、放物線型、Parabola 型。U字型よりやや優しく、角のない放物線型で、面積は減少しているものの、歯列の乱れはなく、力の移動を受け止め、調節する能力に問題はない。

体調不良も少数例。日本では弥生人がこの型の典型である。

●**V字型**、人類五〇〇万年の歴史の中では最近約五〇年の間に出現したパターン。上下顎の接触を調節する安定性は低く、体調不良者が多い。体力気力の低下も顕著。歯列弓の形態がV字型になっているのみでなく、臼歯の萌出度《ほうしゅつど》（歯の歯冠部が口腔内に萌出している高さ）は低く、舌側に傾斜する傾向も顕著である。

●**G型**、Guitar Shape、ギター型。瓢箪型と言ったほうがイメージに合っているが、瓢箪型を英語でGuitar Shapeと言うので仕方ない。小臼歯が舌側に倒れながら入り込み、くびれている。大臼歯の萌出度も低く、しかも舌側に倒れている。このパターンの歯列弓の人は全員、身心の不調が重い状態となっている。人間破壊とも言える状態になっている人も多く、滅びの歯列弓形態と言って過言ではない。G型歯列の人は最近三〇年で急増している。

歯列弓形態はU字型からG型へと変化を遂げてきたが、この変化は食生活の変化と直結している。もともと人類の祖先は、火を使わず、精製もせず、自然の動植物をそのまま生で食べていた。硬いのでよく咬まなければならなかったので、顎骨は負荷を受け、太く大きく発達しU字型歯列が形成された。歯も咬合力を受けると歯根周囲の歯槽骨に造骨細胞が出現し、骨を造りながら歯を押し出し、萌出させるので、歯冠が背丈高く萌出したのである。硬い物をよく咬

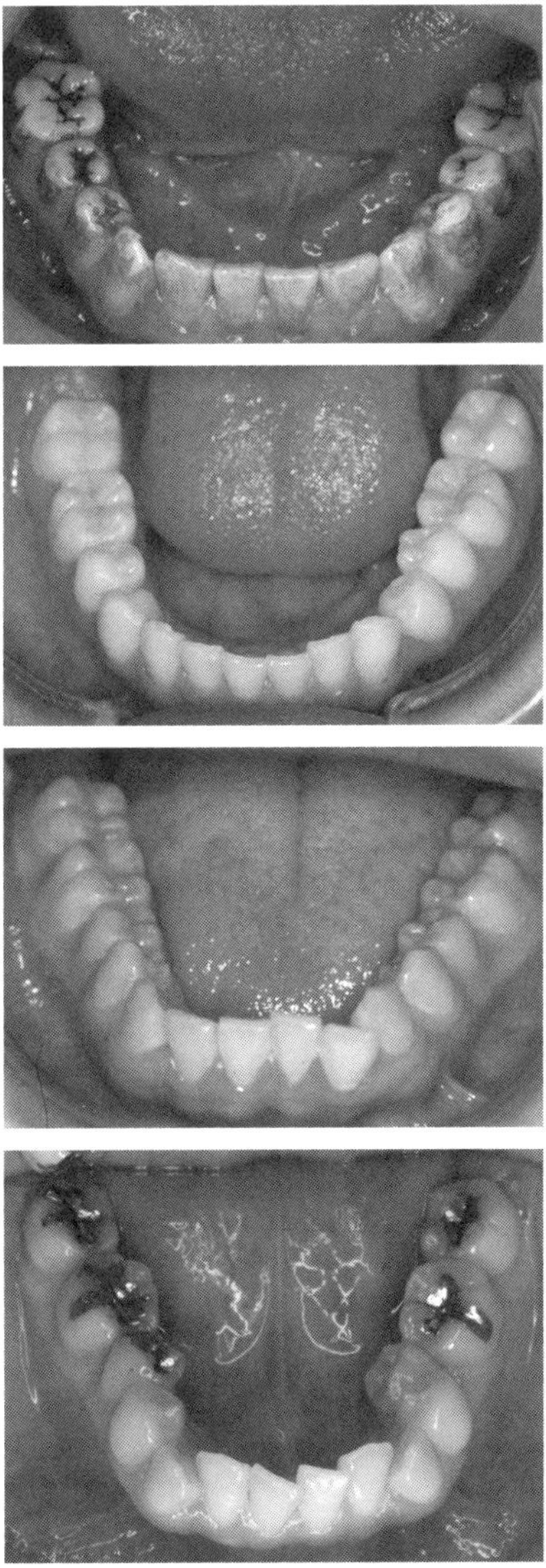

U字型

P型

V字型

G型

写真9　上から順にU・P・V・G型の下顎歯列。U字型はブータンの33歳男性。P型はモンゴルの16歳女性。V字型は日本の16歳男性。G型は日本の26歳女性。

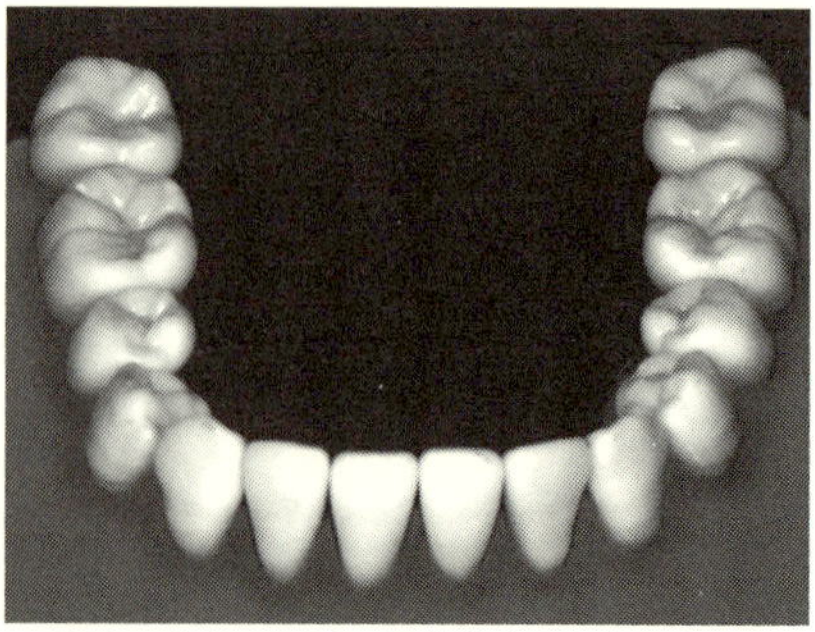

図1　ＣＧで再現した古代人のＵ字型歯列。

んだため、臼歯の咬頭も咬耗が著しかった。

人類が石器や鉄器を用いるようになると、食物をたたいたり切ったりするようになった。そして火を用いるようになると、煮たり焼いたりし、次第に軟食化傾向を辿った。咬む回数も減少し、次第に顎骨への負荷が減少して、小さく細く退化するようになった。それにともなって、歯列弓形態は、Ｕ→Ｐ→Ｖ→Ｇ型へと変化してきたのである。食生活が軟食化すると、歯列弓形態はＵＰＶＧ型へと退化し、身心の力は低下し、不快症状が増加する。これが第一法則である。

写真9がＵＰＶＧ型の各歯列弓形態を示す写真である。ただし、本当のＵ字型の歯列の写真を撮ることは難しい。古代人の骨は完全な歯列が崩れずに残っているものが少なく、原住民の歯列を調べても多少はＰ型に移行しつつある。したがってＵ字型に近いブータン人の歯列弓の写真と、ＣＧで再現した古代人のＵ字型（図1）とを示してある。

◎第二法則

第二法則は、退化によって進行する歯列弓形態の変化のスピードは、爆発的に加速する、ということである。人類学的に見れば一秒にもならないような短時間に、滅びのサインG型が激増してしまっている現象を、私たちは深刻に考えてみる必要があるだろう。

そして、ここまで示した臨床例を振り返ってみていただきたい。それらの患者さんたちの歯列弓がどのような形態をしていたか、どのような恐ろしい症状に陥っていたか、それを見れば私たちが生きている現代の日本人が人類学的に見てどのような地点に立っているか、理解できるはずである。

5章　歯はいのちの主柱である

歯という、いのちを支える主柱に狂いが生じると、従来の生命観や医学観では理解することのできない生命の混乱が起きるという事実をわかっていただきたいと思う。ここでもう少し話を進めてみよう。1章の冒頭に述べたように、最近の日本の社会に起きている不可解、みんなが不思議だ、変だと感じている身近な現象が、じつは原因は別なところにあることが示唆されてきた。

私の多くの臨床経験は、精神論や教育論とは全く別の方向をサジェストしている。たとえば肩コリなどを治したくて来院した高校生の咬合調整をすると、目に見えて学校の成績が向上する例が多い。咬合調整とは、歯の萌出状態やかぶせてある補綴物の咬み合わせなどに問題がある場合、本来当ってはいけない部位や、咬み合わせによって下顎位をズラす当たりを削除する治療である。この処置によって、肩や首のコリ、頭痛などが解消したり改善したりするのは当然だが、勉強ができるようになり、成績が上がるというのである。志望の大学に合格できたと喜んで報告してくれる生徒が多い。これらは、咬合調整によって、生物学的能力が回復したと考えるべきである。

咬合調整をしたら暗算が速くなったという、珠算の先生もいる。

スポーツ選手の咬み合わせを改善するとおもしろいほど成績が向上する。私が治療したライフル射撃の選手は日本で金メダルをとり、海外の大会で銅メダルをとり、ワールドカップにも出場するようになった。プロゴルファーは、まだ治療途中なのに、年間の平均成績で二ストローク向上したという。プロの世界で二ストロークというのは大変なことだという。バックスイングのときのテイクバックが大幅に伸び、これまで弱点だった飛距離が相当伸びたというのである。プロボクシングの選手は、初診時にバイト・トライをしたのみで、ストレートが強烈にまっすぐ伸びるようになったという。

「まるで腕がつん抜けてゆくほどまっすぐ伸びる。今までは曲がるように出ていた」

と言っていた。

例を挙げればきりがない。咬み合わせを正すと体が温かくなることは本人が申告する一般的な症状の変化である。サーモグラフィーで見ると、体表面温度がすぐに一度くらい上がる例が多い。

咬合治療をしたら、生理痛、生理不順が治り、長い間不妊治療を受けてもできなかった子どもに恵まれた例は多い。

妄想にとらわれていた人が、途端に正気になる例もたくさん見てきた。

これらから言えることは明らかである。歯という視点が加われば、現在の日本の多くの不思議の霧を一気に晴らせるのではないか、ということである。

次に私の臨床例をもとに、だれの身辺にもある不可解な現象を解いていってみたい。

なぜ祖父母より孫の肩コリがひどいのか

子どもの治療に祖父母が付き添ってくるケースはよく見られる。小中高校生で私の所に来院する人の主訴は、歯並びが悪い、頭痛や腰痛がある、などが多い。単なるムシバの治療や予防のために訪れる熱心な家族もいるが、もっと深刻な問題を抱えた例のほうが多い。

付き添いのおじいさんやおばあさんに、私はよく質問する。お孫さんのほうが肩コリがひどくないですか、と。

「ウチでは孫の肩を私たちが揉んでやらなければならないんです」

と答える例が圧倒的に多いのである。高校生になるとその率は上がり、子どもの肩コリの程度もひどくなる。関西から通っていた女子大生は、朝、三十分以上、体を揉んでもらわないと起きられない、と言っていた。小学校六年の女の子でも同様な例が見られた。困ったことだが、祖父母より父母、父母より孫のほうが肩コリがひどいという傾向は顕著である。祖父母から孫へと、三代の間に、UPVGの方向に、歯列弓の形はどんどん変化している。

体形と顔形を観察すると、その点でも三代の間には明らかな違いが認められる。祖父母世代は身長が低く、ずんぐり型の体形で、顔は丸か四角である。それが父母世代はやや身長が伸び、

写真10　昭和一桁（戦前）、昭和30年代、昭和60年代に生れた日本人男性の姿勢。次第に細長い体形で、猫背になってゆく。

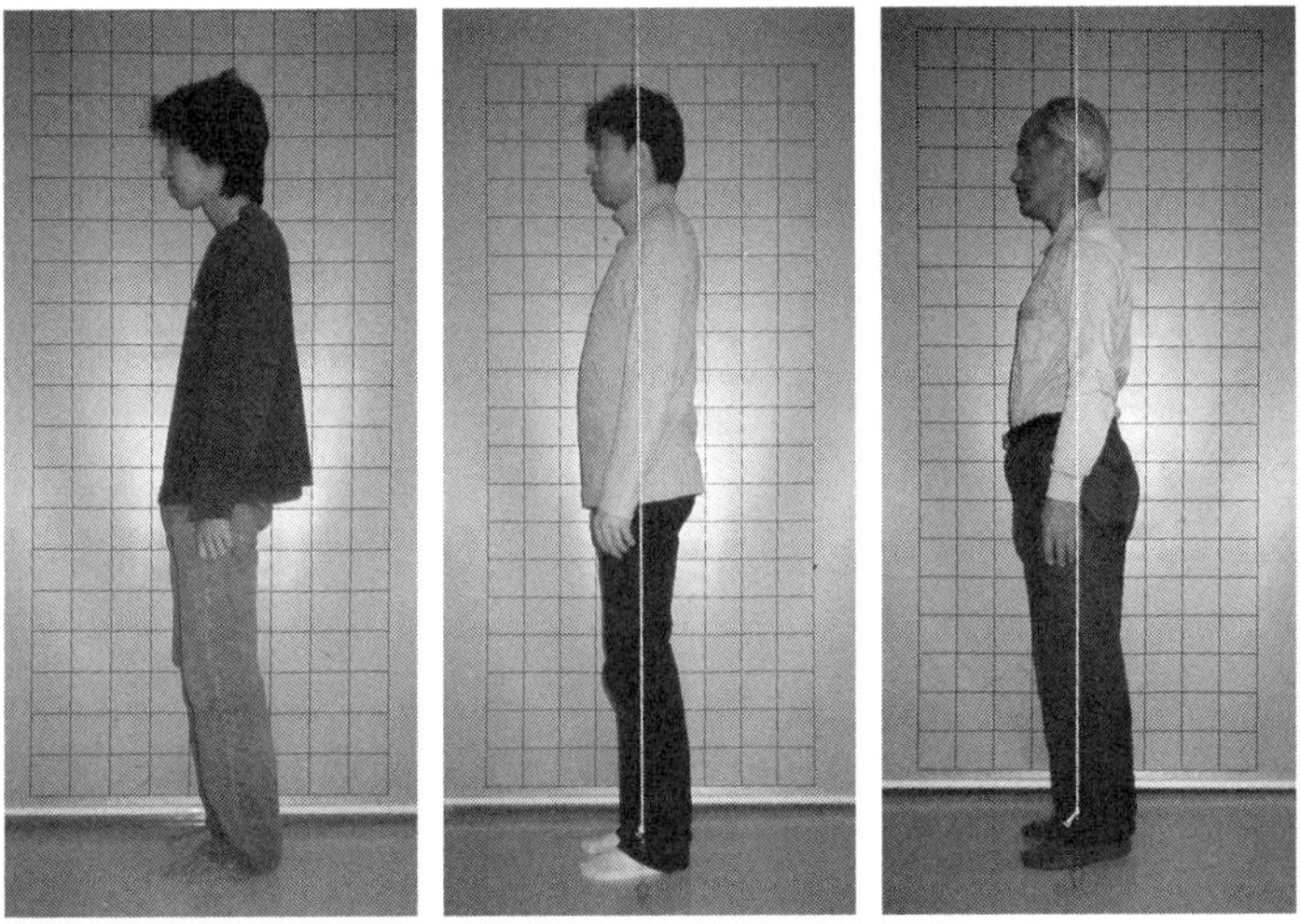

c）昭和64年生まれ。　b）昭和34年生まれ。　a）昭和９年生まれ。

顔形は面長の特徴が現れ、下顎が細くなっている。もっとこの特徴を強くしたのが孫で、身長は非常に高く、ひょろっとしたモヤシ形で、顔も細長く、馬面形となっている。たった三代で、まるで異人種ではないかと思われるほどに形態が変わってしまった民族を、私はほかに見たことがない。

姿勢にも大きな変化が認められる。孫の世代は猫背で、首を前方に曲げ、顎の先を突き出している。典型的な日本人男性の三世代の姿勢を写真10ａｂｃ（横からの姿勢）で見ると、その違いがよくわかる。ａは七十二歳で祖父の世代、ｂは四十七歳で父の世代、ｃは十七歳で孫の世代である。世代が進むにしたがって長身で、筋肉量が少なくなり、姿勢がゆがんでゆく。それとともに肩コリがひどくなり、体力気力も衰えてゆくのである。昔は孫がおじいちゃん、おばあちゃんの肩をたたいてやるのが普通の光景であったが、現代では逆になってしまったのだ。

姿勢を正面から見たとき、左右の肩の高さが違い、首が傾くと、特に下がったほうの肩や首が強くコリやすい。体の重心が傾いた方向に肩が下がることが多く、その方向に倒れないように重心調整をするために首を反対方向に傾ける。そのため、下がったほうの肩の筋肉が常に引っ張られて、コリが生じる。

姿勢を横から見たとき、猫背になると、首が前方に傾くため、首の後部の筋肉が引っ張られてコリが生じる。下顎の偏位があり、頭部の重心が正中からズレた場合、重力に逆らって直立する人体は、身長が高いほど、また筋肉が少ないほど、グニャリと曲がりやすくなる。こうして起きた側弯や猫背がコリを生じさせる。孫の世代の肩コリがひどくなるのはこのためである。

なぜ学力低下が起きるのか

学力が低下する理由には、生物学的理由と教育学的理由（社会環境も含む）が考えられるが、私は、現在の日本で起きている学力低下のほとんどの原因は生物学的能力の低下にあると思っている。確かにゆとり教育や過度の甘やかしも多少の原因になっているかもしれないし、努力しなくても食べてゆける社会状況が、子どもたちの意欲を低下させている面もあると思う。しかし、最近の子どもたちの脳が、本来の能力を発揮できない生物学的状態にあることが、学力低下の本態であると、私には思われる。なぜか？　臨床的に見ているとほとんどの症例で、咬み合わせを正しく直すと頭が晴れやかにスッキリし、シャープになり、集中力や根気が持続するようになる。だからだれが見てもわかる程度に成績が向上する。計算が速くなり、理解が速くなり、根気が続けば、学力が上がるのは当り前のことである。

大体、ぼんやりした頭で、集中力がなく、パニックを起こしやすかったり、よからぬ妄想が浮かんでくるような状態で成績が上がるはずはない。腰痛で椅子にすわれなかったり歩行も困難な身体の状態で、学習に集中できるわけもない。このように生物学的原因で学力が低下しているのが真実であるとすれば、個別指導に力を入れるなど、教育的配慮のみに偏った対処をしても的外れで、効果は期待できない。

また、大学や高校の先生から、最近の学生は本当にやる気がなく、だらしない人が多いという嘆きをよく聞くが、頭がぼんやりするなどの脳の機能低下と、意欲や体力の低下は同じ原因で同時に現れるので、相乗効果でダブルパンチである。

では、どうして脳の働きが悪くなっているのであろうか。それは咬み合わせが狂っている人に、シリコンゴム製の即席スプリントを咬ませ、咬み合わせを補正するバイト・トライをしてみると、急に頭がハッキリしてくる事実から推測できる。

歯列弓がＶ字型またはＧ型（瓢簞型）になった人は、写真10のｃのような姿勢になる。猫背で胸椎が弯曲し、前方に倒れた首で顔だけ立てるので、頸椎がくの字に屈曲する。加えて胸椎も頸椎も左右に弯曲している例がほとんどである。脳から出た小指の太さほどもある中枢神経は、出てすぐ、首の部分で強く屈曲することになる。それで脳を含む神経系が十全に働くことができるであろうか。

パソコンの回路と人の神経系という生物学的基盤は実によく似ているようである。パソコンは箱形の構造の中に複雑な配線がめぐらされていて判断や情報伝達が素早く、スムーズにおこなわれている。人体も、骨格という構造の中に神経系がはりめぐらされ、判断や情報伝達がおこなわれている。パソコンを力で捻じ曲げたら、パソコンは十全に働きにくくなるだろう。人間も同じである。姿勢が崩れ、弯曲すると神経系のさまざまな働きに問題が起きてしまう。バイト・トライや咬合調整等によってすぐに姿勢が立ち上がり、同時に頭のモヤがとれてハッキリし、思考力が回復するのは、脳も含めて、人間の機能は、生物学的に見れば、その基盤はパソコンや機械と似ていると言えるだろう。

ゆがんでいた姿勢が立ち上がると、血管の走行も自然に戻るから血流が回復する。首の部分の大きな屈曲がとれることの効果は大きく、脳に対する血流供給も回復する。これによって、脳の働きが改善する要素も大きいと判断している。脳は人体の最上部にあり、胸部にある心臓から脳に血液を供給するには、重力に逆らってポンプアップしなければならない。しかも細い首を通ってである。猫背になって大きくカーブした血管が、首を前方に曲げ、顎を突き出してさらに頸椎で鋭角に屈曲させられると、血流はかなり悪化する。退化型の姿勢では、神経と血管の両方が強く屈曲し、その影響で頭がぼんやりする、などの機能低下が起きるのではないか、と疑っている。

日本の子どもの学力低下の原因には、このような生物学的異常が基本となっているものの割合が相当多いと思われる。教育的見地からの対処も必要だが、生物学的見地からの対策をぜひ加えて欲しいと願っている。

なぜニートや不登校者が増えるのか

私は、仕事や学校に行っていない若者も数多く診ている。もちろん、すべてのニートや不登校者が以下に述べる理由であるわけではない。が、それらのうちの重症者に接すれば、だれでも

「あっ、これでは無理だろうな」

と思うに違いない。生気がなく、話しかけても反応が弱い。声はか細く、目に輝きがなく、肌はカサカサしていて蒼白く、いわゆる〝虚〟の状態である。男子では思春期になっても体毛や髭が薄いのも共通している。

姿勢は猫背で、胸や腕の筋肉が不足していて、行動が緩慢である。この状態にまでなっている人は、幼い頃からのライフスタイルに共通点が多い。硬い食べ物が嫌いで、軟らかい物しか

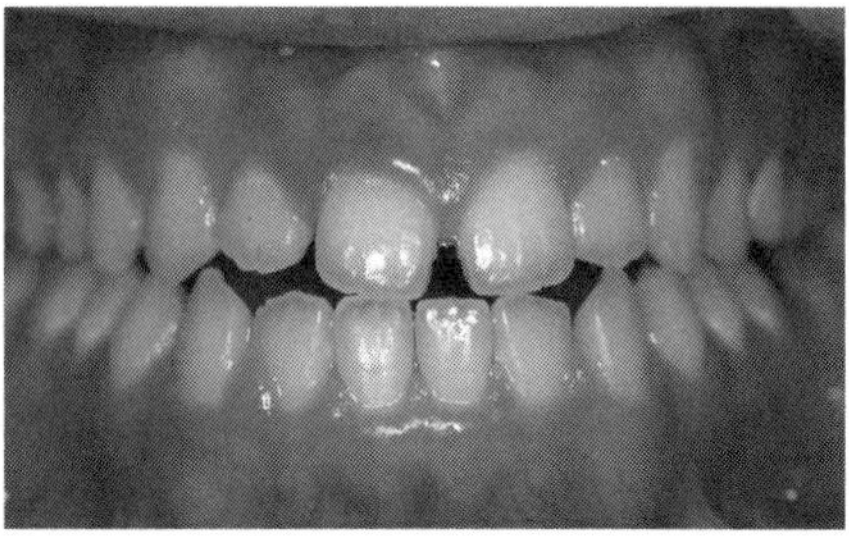

写真11a） 退化型の咬み合わせの典型。硬い物をよく咬んで育たないと咬み合わなくなる。

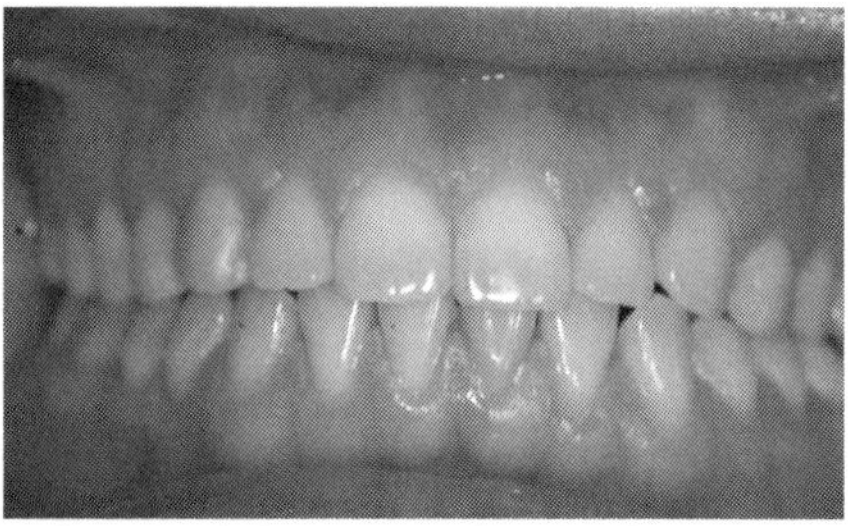

写真11b） 参考のため、正常な咬み合わせを示す。

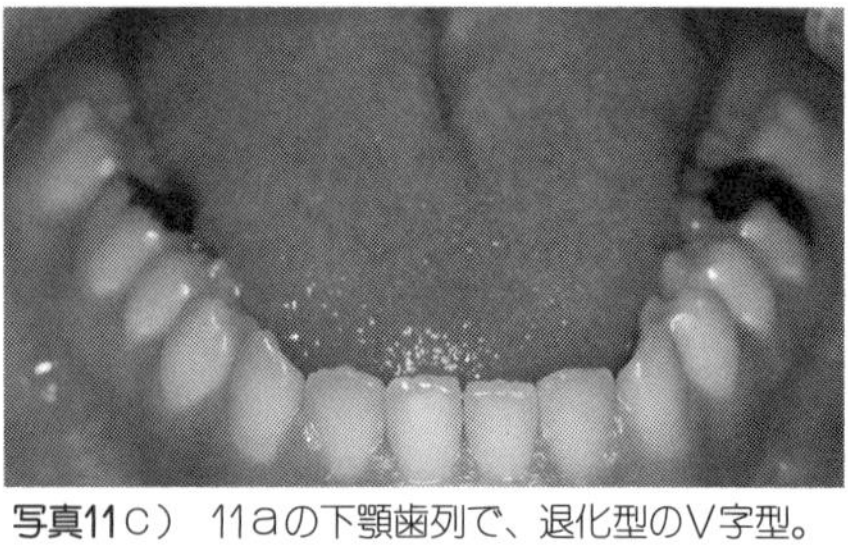

写真11c） 11aの下顎歯列で、退化型のV字型。

食べず、ほとんど咬んで食べていない。その証拠に上下の歯がしっかり咬み合わずに、写真11aのように歯の先端どうしがコツンと突き当たっているだけで、多くの隙間が見られる。歯列はV字型かG型である（写真11、aは正面、隙間あり、bは正常な咬合の正面、cはV字型の下顎）。強く咬んだ食生活をしてこないと顔形は縦長で、下顎の先が細い。咬筋を毎日しっかり使っていれば、咬筋の力で縦方向に引っ張られ続けるのでもっとつぶれ、縦は短く、横に張った日本人的な顔形となる。

体形も、肉体労働やスポーツを十分にして成長しないと、写真10ｃのようなゆがんだモヤシ形となる。

歯は、体や心のバランスを支えて機能を発揮させ、力のもとともなる主柱であるとつくづく感じさせられる。上下の歯列が咬み合ったとき、強い力を受け止め、支えるためには大きなU字型歯列が最適である。強い力を支えるために適しているのみではなく、ぶれのない、安定した形態でもある。退化型のV字型やG型歯列弓は、細い不安定な形態の上、しっかり咬み合っていないので、強い力を安定的に支えることはできない。強いエネルギーを発することが難しいのである。人は口を開き、上下の歯を離した状態では、重い物を持ち上げることも、精神的困難に耐えることもできないのである。

重症の無気力状態で、ニートや不登校となっている人の歯列が、退化型のV字型またはG型である事実を、もっと重く考えていただきたい。

精神的なエネルギーまで失ってしまったような重症者でなくても、V字型またはG型傾向の歯列弓の人では程度の差はあれ、同じような身心の不調が現れている。ふらつきや腰痛が出たり、気力が低下し、仕事や学校に行けなくなってから時間があまり経過していない人では、スプリントを入れたり咬合調整をしたりという治療により、すぐに回復するが、歯列の形態は同様のV字型かG型となってしまっている。つまり、このまま対策を講じることなく時間が経過すると、重症に陥ってしまう。

最近も、発症してからの経過が短い不登校の高校生を数人診た。幸い、咬合治療によって本人や家族、学校の先生も驚くほどの回復を見せたが、彼らも、これまでは整形外科や神経科などを回り、効果は得られず、関係者からは励まされ、カウンセリングを受け、個別指導を受けるなどの教育的援助も受けてきたが、解決につながるものはなかった。このような現象を見る視点に、歯と、日本人の体が現在、人類学的に見てどのような地点に在るのかという軸を加えて欲しいものである。

なぜ日本人のスポーツは弱くなったのか

イタリアのトリノでおこなわれた先の冬期オリンピックでは、金メダルをやっと一つ取れただけに終わった。フィギュアスケートで荒川静香選手が獲得したのだが、それもライバルが相ついで転倒しての獲得であった。

昔は活躍していたほかの種目でも低迷が続いているし、国技の相撲でも、日本人の横綱不在が長く続いている。なぜ日本人はこんなに弱くなってしまったのかと不思議に思っている人は多いはずである。

あるとき、テレビで相撲の解説を聞いていたら

「もっとチャンコを食べて稽古しないとダメだ。最近の力士はチャンコを食べずにハンバーガーを食べているから、体ばかり大型化し、ケガが多く、力もつかない」

と言っていた。

日本と韓国の高校生の野球の試合で日本が負け、試合後、日本の選手たちがコーラを飲んでいる光景を見て、韓国の選手だか監督が、

「あれではわれわれに勝てない」

と言っていたという話も聞いた。両方とも本質を見抜いた見解だと思う。強い体や機能を獲得するための基本は、しっかりした歯列と咬合、体の形態を獲得することだ。そのために不可欠なのは、自然な食物をよく咬んで食べることと、体に十分な負荷をかけ、よく使うことである。

スポーツの成績と歯には、深く強い関係がある。私はライフル射撃、ゴルフ、ボクシングの選手の治療をしてきたと前に述べたが、咬み合わせのズレを補正すると、成績は驚くほど向上する。

現在治療中のプロゴルファーを例に挙げてみると、最初は上位にいたが、最近は成績が伸びず、ランクを落としているという。調べるとムシバの放置や欠損歯があり、咬み合わせがかなり狂っている。歯列の形態は悪くないので、歯を治し、正しい咬合を回復させれば効果は必ず出ると予測された。

初診時にバイト・トライをおこなうと、付き添いの父親と本人が驚くほど変化はすぐに出た。クラブを持参していて、それを握ってスイングをして確かめると
「全然違う、スゴイ」

と驚きの声を発した。私はゴルフをしないのでわからないが、バックスイングをするときのテイクバックが十分にできず、飛距離が不足し、それが弱点だったのが、大幅に、全く自然にテイクバックができるようになったというのである。

現在まだ治療途中で、仮歯などが入っている状態であるが、

「年間アベレージで二ストローク減らすことができた。プロの世界で二ストロークというのはすごいことで、あと同じくらい伸びればトップレベルで活躍できる」

と父親が語っていた。

私はまだ治療したことはないが、プロ野球の選手なども、咬合を調整すれば、目に見えて成績が向上するだろう。バランスがよくなり、自然に美しいフォームができるようになり、腕もよく動くはずである。目がよくなる点でも有利なはずである。テレビや新聞で見る限りだが、プロ野球の選手も、優秀な人ほど顔形が良い。左右対称で、エラがよく発達し、四角い顔形をしている。歯列も美しい。

逆に咬合を悪い方向に変えれば、成績は著しく落ちるはずである。試しにフィギュアスケートのメダリストに、咬み合わせを悪い方向に偏位させるスプリントを咬んでもらい、ジャンプやスピンをしてもらったら、転倒ばかりするはずだ。松井秀喜、イチローといった名選手も、咬み合わせを悪くするスプリントを入れ、打席に立ってもらったら、想像もできないくらい、空振りをするだろう。

みんなが不思議に思っている最近の日本選手の不振の背景には、歯列形態の退化と、その原因となる食生活の現代化や急激な変化があるのである。

スポーツ選手を治療してみて、非常に気に懸かることがあるので、最後に言っておきたい。スポーツ選手の中にも、歯列弓形態や萌出状態が退化型になっている例が目立っていることだ。一般の若者に比較すれば、スポーツ選手のほうが退化の程度は軽いが、明らかにその傾向が強くなっている。今後、選手の強化策の基本に、幼少の頃から、硬い物をよく咬んで食べさせ、健全な歯列を育てる、つまり歯育・食育の観点を取り入れていかなくてはならないと思う。そうでなければ、どんなに練習をしても、日本の選手が弱くなるばかりであることは目に見えている。

なぜ少子化が進行するのか

歯と少子化が関係あると気づいている人は少ないだろう。しかし、ある歯の状態は間違いなく不妊を引き起こしている。

もちろん少子化には別の原因もある。核家族化し、共働きも多く、子どもを育てにくい社会状況もあろうし、経済的な問題もあろう。しかし、生物学的な原因で、妊娠しにくい人が増加しているという事実も疑うことはできない。

近年の不妊外来の混雑ぶりが、その一つの証拠である。予約をとるのが難しいほど、また予約をとっても半日待たされるような医院もある。不妊で悩んでいるカップルがどんなに増加しているかを伺うことができる。昔は、子どもができすぎることが悩みの種で、産児制限にずいぶん力が入れられていたが、今は逆である。

別な証拠がある。そのことに気づいたのはきっと私が世界で最初だと思う。気づいたきっかけは、約二十年前のことである。ご主人の転勤で高崎に引っ越してきた歯科衛生士が私の所に勤めていたことがある。また転勤で移動する前に、私の所で歯を完全に治したいとの希望で、一年近くかかって悪い所を一通り治し、しばらくすると、彼女が「子どもができた」と大喜びで報告に来た。話によると、結婚して十年近いのに子宝に恵まれず、不妊治療を続けているが、なぜか妊娠しなかったという。悩み続けたが半分あきらめかけていたところ、妊娠したという。「歯を治したことがよかった、としか考えられない」というのが彼女の考えであった。体の冷えや、ひどい肩コリもなくなったので、体調が良くなって、妊娠したのだと考えていた。

そのときは、私は軽く聞いた程度で、本当に、咬み合わせの改善が不妊症の解決につながるなどとは考えてもいなかった。しかし、同様なことが続けて二件起きた。一人は知人の奥さんで、四十歳であった。すでに子どものことはあきらめながら、それでも十年以上、大学病院で不妊治療を受けていると聞いていた。そこで以前の歯科衛生士の話を軽く伝えると、熱心に乗ってきたので、本当に試験的にということでスプリントを作り、咬合改善をおこなってみた。冷え症が良くなり、肩や首のコリも消え、楽になったとの話であったが、スプリントをセットして、ちょうど一年目に妊娠したのである。本人はもちろん大喜びであったが、知人からは恩人だと感謝された。その頃から私は、あるタイプの不妊症の原因に咬み合わせがある、と思うようになった。あるタイプと言うのは、不妊外来の先生から、特に大きな問題はないと言われ、それでも妊娠しない例である。

その後、私の所で咬合治療をした結果、子宝に恵まれたという人が続出し、不妊治療の一つとして咬合治療を希望し、来院する人も増えている。

次に、咬合治療をおこなった結果、不妊症を克服できた最近の例を二例、簡略に要点のみを示したい。

実例　不妊症が克服できた例①（鹿児島県・三十二歳、主婦）

平成一七年一月、咬合治療を希望して鹿児島県の離島から来院した。軽度のG型（瓢箪型）歯列弓で、それに加えて大臼歯に被せた補綴物の咬み合わせが悪く、全身症状はかなり重かった。体の冷えや不妊症もある。遠方からの来院で、前日からホテルに宿泊していて朝一番に診られたので、患者さんの強い希望もあり、急いで診断資料をとり、その日の午後にスプリントを作ってセットすることにした。スプリントをセットした日に、症状は次のように大きな改善を見せた。

〔スプリントセット前後の症状の変化〕

●常に左顎関節が痛い		10 → 0
●口を開けると左にゆがむ		10 → 4
●腰痛		10 → 6
●右足がしびれる		たまに出る症状なのでわからない
●足が冷える		10 → 3
●疲労感		10 → 4
●気分がモヤモヤして沈む		10 → 2
●肩コリ	右	10 → 7
	左	10 → 6
●のどがつまった感じ		10 → 7
●頭痛		10 → 10
●目		開けやすくなり視界が明るくなった

その後スプリントの調整を一ヵ月〜二ヵ月に一回おこない、ちょうど一年後、すべての症状がほとんど0になったとき、妊娠したとの電話があった。あとは出産後、落ち着いてから補綴の仕上げをおこなう予定でいる。

実例　不妊症が克服できた例②（東京都・三十歳、会社員）

もっと簡単に妊娠に至った例もある。親しい知人から、その姪の治療を依頼された。多くの場合、スプリントをセットするなどして咬合を改善してから、約一年後くらいに妊娠するケースが多いが、この場合はほんの四ヵ月後には妊娠したのである。

かなり進んだG型（瓢箪型）で、咬合治療を希望し来院した。四ヵ月の間にスプリントをセットし、五回、スプリントの調整をおこなったら、妊娠の報告があった。

〔スプリントセット前後の症状の変化〕

●顎が開かない	10 → 0
●肩コリ	10 → 1
●食いしばり	10 → 0
●顔面のコリ	10 → 0
●疲労感	変化なし
●頭痛	10 → 0

専門医から特に大きな問題はないといわれていて妊娠できない女性の多くには、冷え、生理不順、生理痛などが共通してみられる。咬合治療によってこれらが解消または改善した頃、妊

娠することが多いという実感から、微妙に乱れ、不全に陥っていた機能が回復し、妊娠できるのではないかと思う。

不妊外来の異様な混雑ぶりから見ても、このような身体的状況が最近のかなり多くの女性に起きていて、それが不妊の原因になっているのではないかと思う。男性側にも、最近、精子数の減少傾向があると指摘されているが、男女ともに、生物学的異変が起きていると考えるべきであろう。

なぜ精神的に異常な若者が増加しているのか

最近、何かが変だ、と多くの人が思う現象の中で、なぜこんなに連続して異様な殺人事件が起きるのだろうか、ということがいちばん深刻な疑問だと思う。子が親を殺し、親が幼児を殺し、学校に侵入した男が無差別に児童を殺す。殺し方も昔は考えられなかった猟奇的なものが目立つ。最近の日本人の精神に、何かが起き、拡大を続けていることは確かだ。しかし、もしあなたが私の臨床現場に身を置けば、何が起きているのか、そしてそれが相当大きな波になってしまっているのかも、身をもって理解できるはずである。

私が歯科臨床の現場に初めて出た頃、つまり三五年前には見たこともなかった頭をもった人たちが、いまは毎日、大勢、来院しているのだ。尖った物を見るとパニックに陥る、人を刺したくなる、自殺したくなる、自分がだれだかわからなくなる瞬間がある、などと語る患者さんは毎日来院している。正常なコミュニケーションができず、行動も異常で、私たちも危険を感じたり、迷惑を掛けられたりすることが多い。

つい最近も、私の診療所に通院していた患者さんが、ある新聞社に迷惑をかけて逮捕された。その患者さんはずっと前から精神科に通い、入院をくりかえしているが、母親が言うには、自分で探し出した多くの病院を際限なくドクターショッピングをし、費用もかかって困っているのだという。なぜか、私の所へもときどき頼って来院していたが、顔の形相からしても、とても歯科分野の病気ではなく、痛い歯を治療する程度の対応をしていた。精神的問題については、専門の病院に行くように勧めたりしていた。

最近、ある新聞社が、私に関する記事を書いたところ、それが彼女の気に入らなかったらしく、事件が起こった。新聞社に連続してクレームの電話がしつこくかかりはじめ、新聞社が頼みもしない宴会の予約がいくつもされ、出前の食事が続いたりした。被害届が出され、間もなく逮捕されたが、多くの場合、精神的状態を理由にすぐに釈放されてしまう。この事例に近い例は常にあって、正常な医療現場を守らなければならない私は、とても困惑し、より強い措置の必要性を感じている。

こうした事件は数え切れないほど見てきているが、ここでは私のごく身近で起きた、私の所に勤めていたことのある二人の歯科技工士の例を紹介したい。

実例　異常な精神状態がスプリントで正常に（埼玉県・十五歳、高校生）

十五歳の男子高校生G君が母親に連れられて来院したのは一九九四年五月であった。最近急におかしくなり、学校に行かなくなり、何かに執着し、特に幼児化して母親から離れなくなってしまったという。夜中に目を覚ますと、G君が母親の枕元にボーと立っていて驚かされるという。

初診時の様子は、鋭く、暗く、疑い深い目をし、猫背で手足が震え、私を睨みつける。コミュニケーションはすべて拒否の態度で、私の説明に対しても

「そんなこと関係ない。そんなことしてよくなるはずはない」

などとはねつけていた。治療を始めて関われば、暴力を振るわれそうな雰囲気であった。お金のことに異常に執着し、お金のことばかりくりかえし、もう帰ろうと母親の手を引っ張っている。母親の説明によると、G君の症状は次のようなものだった。

〔G君の初診時の症状〕

●元気で高校に通っていたが、急に登校しなくなった

●日常生活もできなくなった

●全身のだるさ、肩、首、背中の痛みを訴える

●幼児化して母親から離れず、甘えるようになった

●視力が落ちた
●姿勢が悪くなった
●お金に執着するようになった
●友人との付き合いができなくなった

歯列弓はV字型で、前歯は中切歯のみが先端で当り、側切歯から小臼歯までは咬み合わず空隙ばかり多い。つまり硬い物を咬んで成長しなかった証拠である（写真12）。下顎位は左に偏位し、体の重心は左に傾いているため、姿勢は左肩が落ち、首は右に大きく傾いている。それを補正するため胸椎、腰椎も彎曲している（写真13）。

スプリントを作り、下顎位を正中に補正すると姿勢はすぐに写真14のように立ち上がった。スプリントを入れると、G君の姿勢のゆがみは直り、同時に精神状態も正常に戻った。あのきつい目は和み、穏やかで笑顔の明るい学生に戻ったのである。

G君は何事もなかったように学校に戻り、友人との楽しい関係も元通りになった。G君は咬合治療の体験に刺激を受け、このような有意義な仕事をしたいと思い立ち、技工士学校に入学した。卒業後は、なんと、私の診療所に就職を希望し技工士として働くことになったのである。G君は元気に働き、さらに志を抱いてアメリカに留学していった。

このケースでは何よりも発症してからあまり期間が経たないうちに、原因は歯にあると気づくことができたことが幸いした。母親が気づいたのである。

一般的には原因がわからずに悩み、整形外科、神経科、大学病院などをまわり、その間にすぐ年を重ね、重症化してしまうケースが多い。時間が経つほど、当然、治りにくくなり、回復にも時間がかかることになる。G君は幸い回復した例であるが、次は不幸な道を歩むであろう例である。

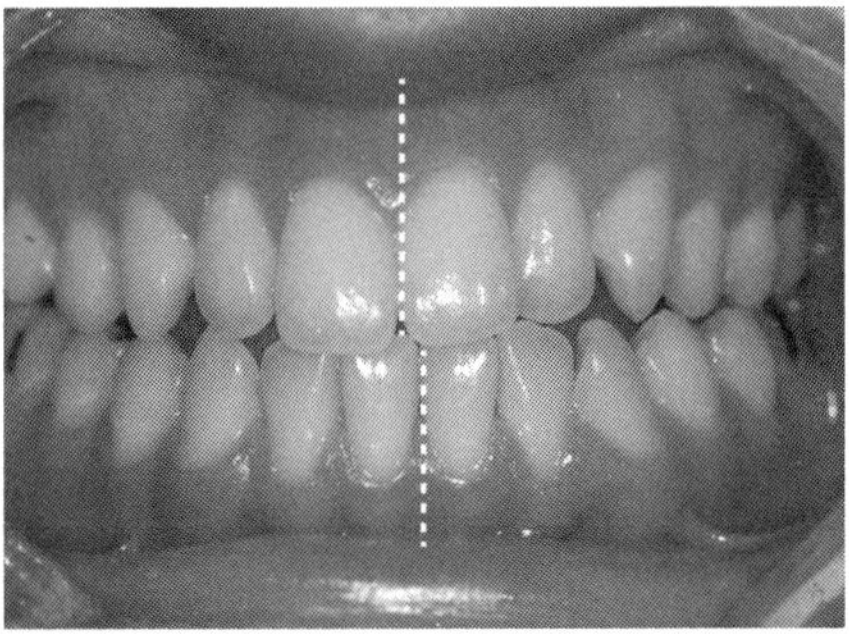

写真12　G君（15歳）の咬み合わせを正面から見たところ。よく咬み合わず、隙間が多い。上下顎の正中がズレている。

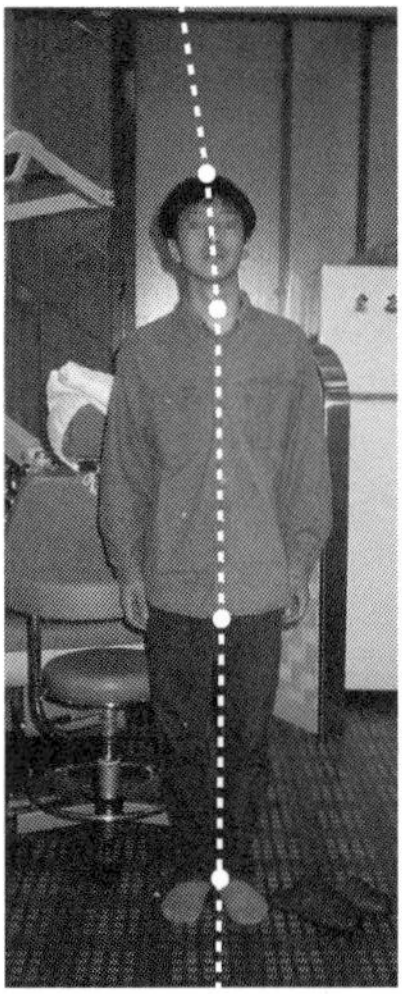

写真13　スプリントを入れる前の姿勢。右肩が落ち、首も右に傾き、体の軸が点線のように曲がっている。

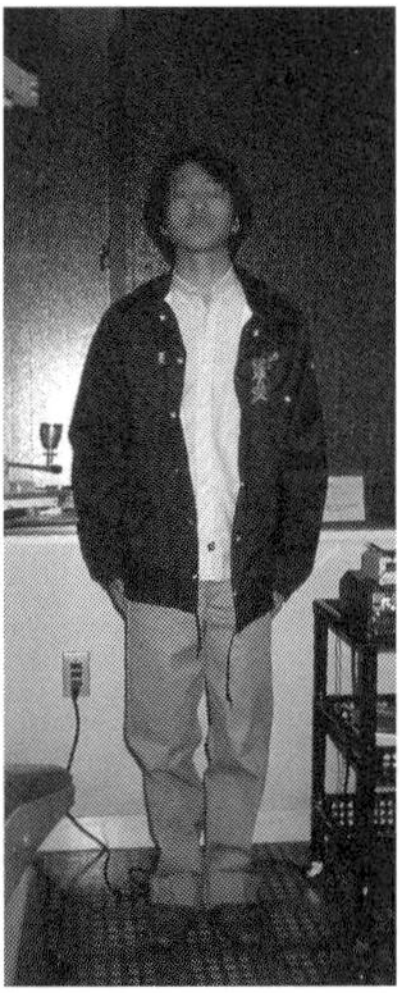

写真14　スプリントセット後の姿勢。肩が水平となり、首はまっすぐに立ち、整ったシルエットになった。

実例　堪忍袋の糸が切れて（群馬県・二十一歳、歯科技工士）

H君が歯科技工士として丸橋全人歯科に就職したのは二年前である。髪型や服装は不良っぽいが素直で良い青年、というのが大方の見方だった。服装や髪型が不良っぽいと言うのは、医療機関としては望ましくないので注意はするが、あとは本人や家族がどう考えるかである。

H君は、仕事にはまじめで順調に力をつけてきていた。ところが一年くらい前から、特に風采が悪くなってきたと思ったら、とても心が入っているとは思えない技工物を作るようになった。患者さんに不利益になるような仕事は許されない。私も、もっと心を込めた仕事をするように注意した。しかしH君の態度はどんどん悪くなっていった。心配して力のある先輩の技工士を専任の指導者につけ、仕事内容や勤務態度が改善するよう努めたが、ついに技工室長が相談に来た。

「最近、仕事をせず、ずっとゲームばかりしている。注意しても聞かず、暴力を振るわれそうで恐い」

というのである。

たわいもない話をしていると普通に戻るが、少し耳に痛い話になると、顔色が変わり、人が変わってしまい、大変困っているという。

結局、技工室長らが話し合い、H君は辞めていったが、その際、「態度を改めないと、どの職場でも通用しないよ」とアドバイスしたらしい。それもまた癇《かん》にさわったのだろう。

最近、H君はたいそう悪い風采になったという。ナイフをちらつかせ、「人を殺したい」と言っているというのである。技工室長に尋ねると、H君はその後、歯科技工所に勤務したが、すぐにクビになった。次には人材派遣会社に登録しているが、ほとんど仕事は回してもらえない状況だという。

「あの態度では当然」と技工室長は言うが、技工所をクビになったのも、派遣会社で仕事を回してもらえないのも、すべて丸橋が裏で手を回しているからだと思い込んでいて、殺したいのは丸橋だと言っているから恐ろしい。

好意でアドバイスしても恐い状態になると、他人は次第に手を引いてゆく。気づいて手を差し伸べなければならないのは家族であるが、そこで家族の質の差が出る。G君の場合、両親とも真面目に仕事をし、きちんとした態度身なりで、子どもの状態を心配し、嫌がるG君を連れて相談に来た。その両親の子であるG君の服装も通常のものであった。

H君の髪形や服装に対し、周囲からは疑問が持たれていたが、H君の家庭ではきっと許されていたのだろう。だとすれば現在のH君の生活の状態に対しても何も言わない可能性が高い。H君は凧糸が切れたまま、再起のチャンスを失わなければ良いがと心配される。

ちなみにH君の歯列もV字型で、瘦せ形で猫背である。

もっと異様な患者さんはたくさんいて例示しきれない。

あるフリーターは、母親のことを悪く言われたと、根も葉もない思い込みをし、半日も医院の中を暴れ回った。それがまた何回も押しかけてくる。
共通しているのは歯列弓形態がV字型かG型であること、長身猫背である点である。この点が読めれば、最近の社会の異様な事件の背景を読めるが、何か根本的な策を講じないと、日本は大変なことになってしまう。

原因不明の体調不良の主因が、体の主柱の狂いにあった

現在の日本で社会問題となっている不登校やニート、新聞を賑わす少子化問題、学力低下、スポーツの弱体化、異常な事件の多発は、巨大な氷山のどの一角が突き出して露出したかという一現象に見える。1章の冒頭に述べたように、現代の日本人に広く、一般的に浸透している、原因不明と思われている体調不良は、実に多くの異常を育む土壌である。体調不良の先に起きる体や心の破綻は、体と心を支えていた主柱、歯が崩れた結果なのである。ここで、一般的に日本人の体質となりつつあり、程度の差こそあれ私たちの周囲のどこにでも見られる体調不良の例をとり上げ、照明を当ててみたい。

実例Ⅰ　不眠と体の痛み、咳（群馬県・三十三歳・女性、カイロプラクター）

Iさんに一瞬会っただけで、ひどく体がねじれているな、とわかるほど姿勢がゆがんでいた。陰のある疲れた顔から、かなり具合が悪いことがわかる。体が痛い、咳がひどく出る、顎関節

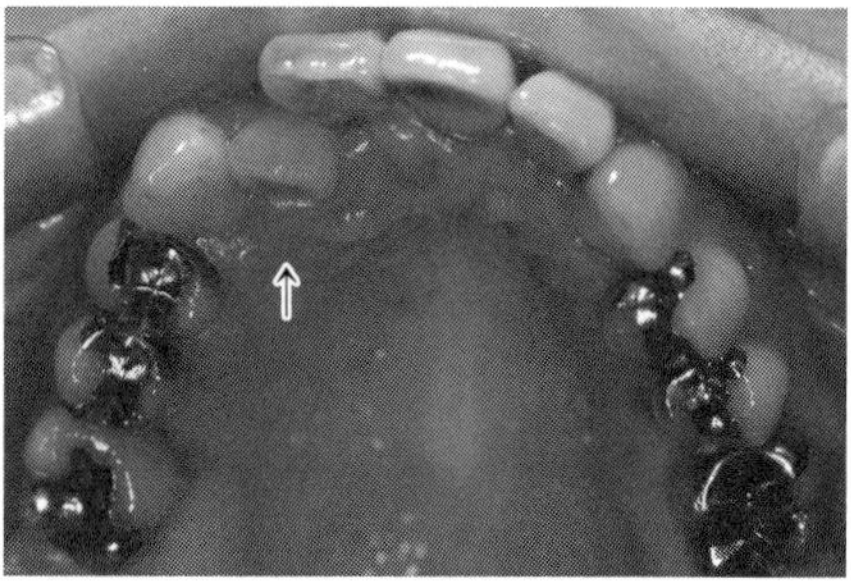

写真15　Ｉさんの上顎歯列。↑印のように右上側切歯が大きく内側に入り込んでいる。右側の歯列がつぶれ、左右非対称にもなっている。

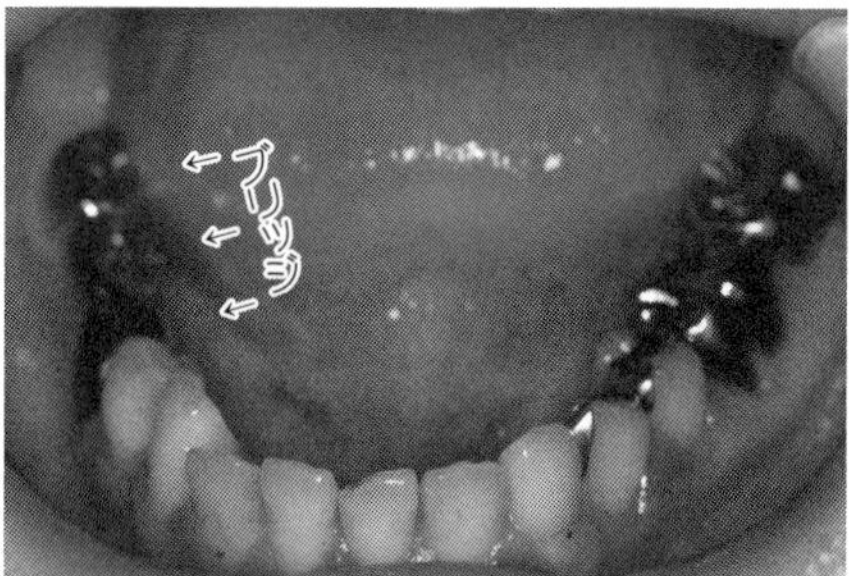

写真16　Ｉさんの下顎歯列。補綴物（↑印）の咬み合わせが低く作られ、舌側に倒れていて、これが症状をより強めている。

が痛い、首が苦しい、生理痛、手の痺れなど多くの症状に、長期間苦しんできたが、最も苦しいのは眠れないことであるという。Ｉさんは、優秀なカイロプラクターなので、自分の姿勢のゆがみと症状の関係については、もともとの理解もあり、説明に時間を要しなかった。

歯の状態には二つの大きな問題点があった。もともとの歯列弓はＰ（放物線）型をやや狭くした程度だが、右上側切歯が舌側に大きく入り込んでしまっている（写真15矢印）。歯列弓の左右バランスを見ると、右が全体的につぶれ、膨らみが小さくなっている。このために上顎の右側の歯列が、下顎の右側の歯列を左側に押してズラすように当たる。その結果、下顎の左偏位が起きている。

歯の状態の、もう一つの大きな問題は写真16のような下顎の臼歯に入れられた不良補綴物である。この咬み合わせがひどくでたらめで、特に右に入れられた金属のブリッジ（矢印）は咬合高径不足（咬み合わせが低い）で、家で言えば右側の柱を短く作った状態である。しかも咬合面が舌側に倒れ込むように作ってあり、もともと悪かった咬み合わせに追い討ちをかけるように狂わせている。このような補綴物は拷問の責め具の役割をする。

大袈裟ではなく、悪い方向に下顎位を偏位させる不良な補綴物を入れれば、患者を殺すことも精神を破壊することもできる。私たちは現実に、心ない粗悪な補綴物を入れられ、日常生活もできなくなり、仕事や結婚を棒に振ったり、一生を台無しにしてしまった例を数多く見てきている。Iさんはこの状態で仕事を続けているのだから立派だ。

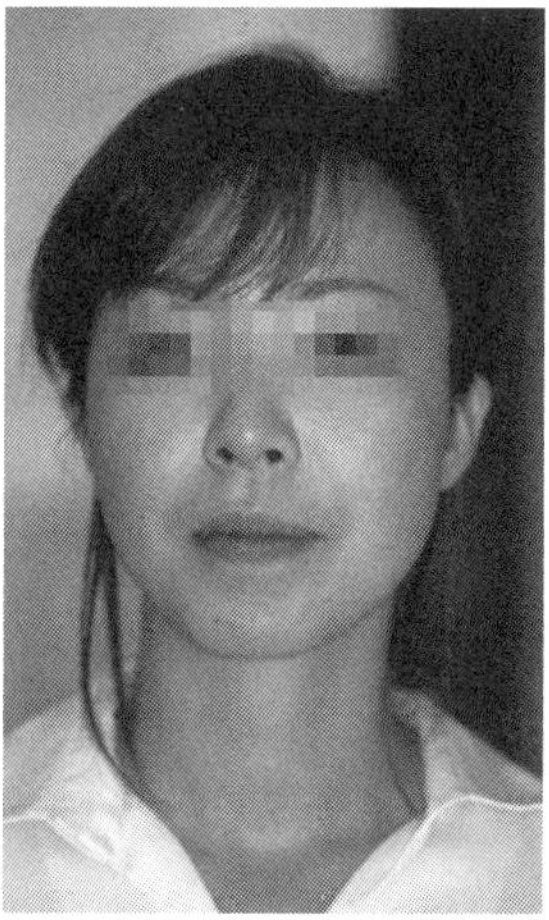

写真17　Iさんの顔。下顎が左に偏位しているので、左の頬がふくらみ、右の頬がつぶれている。さらに右口唇が引き込まれているので、顔が正面を向かず、ねじれている。

この咬み合わせが原因で、Iさんの下顎は左に偏位し、顔を正面から見ると写真17のごとく、右頬がつぶれ、左側が大きく膨らんで非対称となっている。左偏位によって首から上の重心が

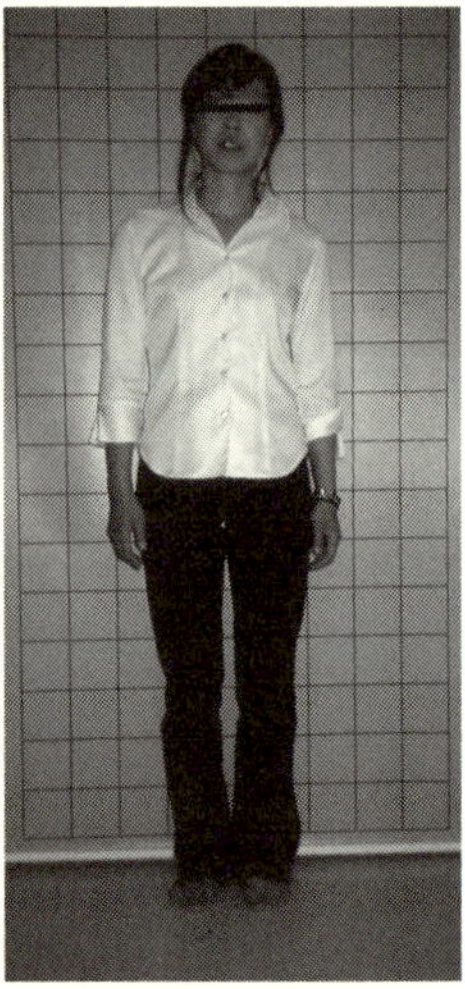

写真18　治療前の姿勢。肩と首が傾き、肩と顔面がねじれ、姿勢がゆがんでいる。

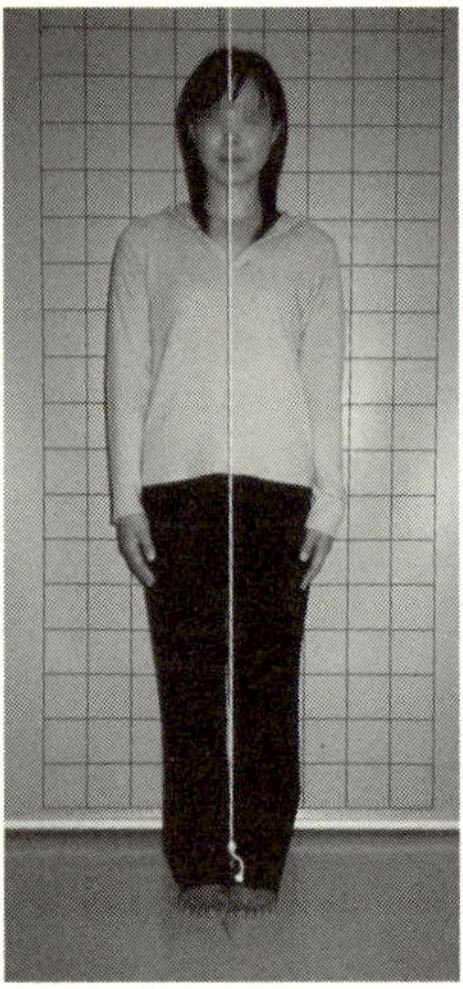

写真19　咬合の補正が済んだところ。肩は水平になり、首は直立し、体のねじれもとれた。

左にズレた結果、体の重心が左に偏り、左に倒れそうになる。このため左肩が下がっている。それに対する防御姿勢として、写真18のように首を右に傾けて重心調整をおこなう。この防御姿勢の結果の脊柱の彎曲が、側彎症の本態である。くわしく説明するなら、体のねじれも起きる。Iさんの場合は右肩を前方に出し、左肩を後方に引いて、体の軸の回転を起こしている。治療前の姿勢と比較するために、治療後の写真19を示す。肩が水平になり、首が直立しているのがわかる。

Iさんの初診時の症状は次の通りで、苦しい症状の問屋さんのようであった。

〔初診時の症状〕

●不眠症

●首がつまる
●右肩甲骨の内側が痛く、苦しい
●立てないくらいの腰痛が出る
●涙目、目やに
●咳が止まらないくらい出る
●辛い物を食べると左耳周辺が、我慢できないほど痛くなる
●両手のしびれと痛み
●手足の冷え
●目が疲れる
●生理痛がひどい
●ふらつきがある
●食欲がない

この状態に対してはまずスプリントを用いて、下顎位を三次元的正中に補正することが必要である。その結果、姿勢が正しくなり、それと並行して全身的な症状が消えてゆくはずである。ただし、今まで長く位置していた下顎位に、頭骨の筋肉群のみではなく全身の筋肉が適応してしまっているので、筋力に逆らって一度に完全な正中に下顎位を戻すことはできない。筋肉

をならしながら、何回かに分けて、次第に正中に誘導してゆくことになる。

正しい下顎位による正しい姿勢に、顎や全身の筋肉も一定時間後にはすっかりなれて落ち着く。これをリモデリングという。こうなったら症状も解消するので、ある程度時間を必要とする治療である。

安定してしまうと、スプリントをはずしても、下顎位が短時間に再び逆戻りすることはない。この安定した正しい位置で咬み合わせを再構築すれば治療は完成する。正しい咬み合わせの位置を再構築するとは言っても、現実的には大変むずかしい多くの技術を必要とする。咬合治療はもちろん、インプラント、矯正、保存、補綴、歯周病、そのほかあらゆる分野の必要な技術を駆使して、私たちは治療目標を完成させるのである。

◉Iさんの治療結果

まず初診時に、あまりにひどい補綴物を削る咬合調整をおこなった。当日は第二土曜日で、当院でおこなわれている健康創造教室「良い歯の会」の日であった。咬合調整の反応は次の通りである。

〔咬合調整後の変化〕

●長年苦痛だった耳の中の違和感がなくなった

●顎関節のギクシャク感がなくなった
●目がスッキリし、視界がパッと明るくなった
●その場で眠くなってきて、起きているのがやっとだった。「良い歯の会」に出席していて眠らないようにするのが必死だった

〔スプリント調整終了時の変化〕

●眠れない　10→0
●左顎関節が痛い　10→0
●立てないほどの腰痛　10→0
●首がつまって苦しい　10→0
●手のしびれと痛み　10→2
●涙目、目やに　10→1
●頭のふらつき　10→0
●ひどい咳が出る　10→1
●生理痛、生理不順　10→0
●辛い物を食べると耳が痛くなる　10→0
●肩と肩甲骨周辺の痛み、コリがある　10→1

●体の冷え
（基礎体温三五・七度だったのが、三六・二度に上昇した）　10↓1

Iさんは中学生の頃からさまざまな痛みに苦しみ、整形外科、内科、耳鼻科、整体やカイロをめぐり歩いた。そのとき、効果のあったカイロプラクティックの医院で感動し、カイロの修行をすることになったと手記に書いている。カイロの治療で相当良くなったものの、私の所での初診時には、まだ前記のような症状が残っていた。今のIさんは、明るく健康な表情で、疲れや痛みもなく働けると言って喜んでいる。Iさんは「良い歯の会」機関紙「いのち」に手記を寄せてくれ、その手記を次のように結んでいる。

「治療と良い歯の会を受けて感じたことは、いくら良い治療を受けても本人の努力がない限り根本は改善されないということです。少しずつできることから実践していけば良いと思います。私もご飯を有機玄米にしたり有機醤油を使ったりと少しずつ努力しています。

お陰様で、昔の私では考えられないほど元気になりました。毎月の生理も無痛ですし、期間も半分になりました。首のギシギシという音もなくなりました。睡眠も途中で起きることなく朝まで快眠です。あんなに頻繁に出ていた咳やしゃっくりも出ません。『今、どこが痛いですか？』と聞かれたら考えるほどです」

Ｉさんにはさまざまな、たくさんの症状があったので、この例だけでも、歯が体のすべての調子を左右していることがわかる。次に上げるのは、Ｉさんの症状とあまりダブらない例で、実例で示すような症状と歯の関係を少し角度を変えて見ておこう。

実例2　糖尿病が治った（東京都・六十三歳、主婦）

咬合治療をおこない、下顎の偏位を修正すると、体の重心が体の正中に来るので姿勢が正しくなる。この結果、たぶん代謝が活発になったり、行動も活発になるせいかと思うが、ほとんどの例で肥満が目に見えて改善する。これと同時に、血糖値が改善する例が目立つ。もちろん、すべての糖尿病が治るとは言わないが、多くの例で明らかな改善が認められる。完全に正常になってしまう例もある。Ｊさんの例を見ていただきたい。

Ｊさんのお兄さんは、ずっと前から私の患者さんで、大きな会社の役員をしていて、女子ライフル射撃チームの監督を兼ねていたこともある。選手の咬合管理を依頼してきたのもこのお兄さんで、その結果を見て、歯と選手の能力が深く関係している事実は理解していた。その方が妹の治療をして欲しいと言ってきた。

血糖値が高く、それが原因で歯周病が進むのではないか、口臭があり、口の中がネバネバする、というのが主訴であった。しかし背中や肩、首がこり、腰痛もあり、顔形を見れば下顎の偏位があることがすぐにわかった。

Jさんの治療は二ヵ月前に終了し、あとは定期検診をしてゆけば問題ない。このJさんから、手紙が届いたので、まずそれをお読みいただきたい。

糖尿病が治ったJさんからの手紙

丸橋先生

私が兄に連れられて、先生のもとへ伺った時は、歯の状態が良くなくて、いつも歯ぐきが腫れたり、朝起きると口の中がネバネバして気持ちが悪く、しかも歯はぐらぐらして硬い物は食べられずに、リンゴをかじったら血が出るという具合でした。

歯の治療はきちんと受け、歯みがきの指導も受け、歯石も定期的にとってもらっているのにそういう状態であったのは、糖尿病が深くかかわっていたとも思われます。

四十五歳頃に子宮筋腫が見つかり、手術して子宮全摘、卵巣も片方をとりました。糖尿病になったのはそのあとでした。でもその時は食事療法をしてすぐに平常に戻り、先生は外科手術のストレスのために一時的に糖が出たのかもしれないとのお話で、私はすっかり治ったものと思い、また普通の食事になってしまい、次の年の健康診断で糖が出ていると言われてびっくりしてしまいました。

その後、教育入院も三度ほどやりましたし、ずっと飲み薬でやってきましたが、ついに二、三年前から糖の値が良くならず、インシュリン注射になってしまいました。その時はショックでしたが、いつまでも薬を服用しているよりも注射のほうがいいと思うよと主治医の先生に言われて、それでも注射になったからといって、すぐにヘモグロビンA_{1c}が良くなるわけでもなく、一時は二ケタにまでいくところでした。

その後、注射と食後に薬も服用してヘモグロビンA_{1c}は九・〇から、だんだん七・〇までよくなりましたが、それからあまり変化はありませんでした（ヘモグロビンA_{1c}の正常値は、四～六パーセント）。

先生の所へ伺った時は六・八ぐらいでした。その後、今までの生活と大して変わりのない日々を過ごしていましたのに、だんだん下がって、今は五・八という値で、糖尿の方の先生もびっくりしていました。やはり歯をなおしたことしか考えられないので、そのように報告しました。

本当にいろいろご親切にして頂き、今は食事も歯が痛くて食べられないなどということもなくなり、口の中のネバネバも口臭も気にならないほど改善されて、心から感謝しております。（後略）

初診時に患者さん本人に書いてもらう問診欄の、現在かかっている全身的病気の欄に、Ｊさんは、糖尿病、ヘモグロビンA_{1c}七・四、血糖値、朝空腹時一七〇、食後二三〇、と記している。それが五・八にまで下がったのである。

Jさんには肩コリ、首コリ、背中のコリ、腰痛、左目の疲れなどもあったが、すべて解消してしまった。気分も楽になった。

結局、体と心が快適な状態で、それぞれの臓器や体のすみずみの細胞まで、快適で困難のない状態で働けるものと思う。神経系やホルモンなども同様に最も自然な状態にあるのだろう。インシュリンは膵臓から分泌されて糖を分解するホルモンの一種である。体と心が自然な状態にもどれば、健全な分泌がなされるのであろう。歯という体を支える主柱に狂いが生じると、このような身心の広範囲にわたるシステムの崩壊が起きるのである。

実例3　味覚異常、目の痛み、体の揺れ（静岡県・五十五歳、主婦）

味がわからなくなった、という異常を訴えて来院する患者さんも、少数だがいる。一つの症状しかないという例は皆無で、ほかの症状も、まさに顎偏位症候群として抱え、悩んでいる人がほとんどだ。しかし、食事をして味がわからない、という異常は大きな悩みのようだ。

Kさんは医師のご主人の勧めで来院した。

「五年前、身体全体の揺れを感じはじめ、それからは、目の痛みのために眼科へ、整形外科へ、肩凝りのためには高価なマッサージチェアを購入、味覚異常のために内科へと、あちこちの病院の〝はしご〟でした」と、拙著『〈全人歯科〉革命』に手記を寄せてくれている。そして初診の日のことを次のように記している。

「初診の日、丸橋先生はまず、私に診察台の横に立つように言われ、全身の様子を見てすぐ、肩凝りの位置、足の冷え等、なぜ分かるのか不思議なほど正確に言い当てられたのです。そして口を開けた時、『こんな酷い治療を、さぞ、辛かったでしょう』とおっしゃいました。しかし、私はまだ疑っていました。五年も悩んだ、この全身症状が本当に消えるのだろうかと。

咬合調整をして診察が終わり、帰り際、丸橋先生は『首から上の症状はすぐ治りますよ』とおっしゃったのです。それから一週間、目の痛み、肩凝り、味覚異常が嘘のように治ったのです。信じられないことが起きたのです」

Kさんの味覚異常も、体と心のシステムを支える主柱にズレが起き、つまり咬み合わせの不良で下顎位がズレ、神経系がシステム障害を起こし、舌神経が正常に働かなくなったのだろう。

実例4　視力も回復（神戸市・三十六歳、男性）

狂いの生じた咬合を補正し、身心の主柱を立て直すと、歯に近い部分からすぐに症状改善が現れる。目の痛み、視力低下、頭痛、首コリなどが最初に改善される症状である。

初診の日に、バイト・トライや咬合調整をおこなうと、直後にこれらの症状は明らかに改善する。一例を示してみよう。

Lさんは、肩コリ、首コリ、背中のコリ、頭痛、腰痛、目の疲れ、左手首が冷たくなり痛む、右足がつる、左ひざ痛など、さまざまな重い症状に苦しみ、遠方より来院した。最近、すべての治療が終了し、症状も解消して人が変わったほど元気になったが、ほかの例との重複を避けて、初診の日の視力の回復についてのみ示す。初診当日にバイト・トライをおこなった直後の改善が上の表（表3）の通りである。

表3　バイト・トライ前後の視力の変化（自覚値）

	バイト・トライ前	直後
右	0.2	0.4
左	0.2	0.6

当院では治療の前後に視力測定をおこなっている。治療が視力にどの程度の影響があるかを見ているのだが、咬合治療と食事改善は、明らかに視力に影響を与えている。

●膠原病も花粉症も水虫も

医学の進歩した現代でも、まだ原因が解明されず、治療方法も確立していない病気は多い。全身性エリテマトーデスのような膠原病もその一つで、根本的に治療する決め手は見つかっていない。仕方なくステロイド剤を投与し、免疫力を抑制し、症状を抑える対症療法しかないのが現状である。

私も、膠原病患者の咬合治療をおこなった経験は数例で、多くはない。その中で、もう長くはないと死を宣告されていた二例については完全に治った。他の例も、ステロイドの服用を半分～四分の一に減らしても、元気に生活できるまでに改善した。咬合と膠原病の因果関係は確かにあると思われるので、もっと研究が進むことを望んでいる。
ここで全快した二例を簡単に示したい。

実例5　最後に辿りついた咬合治療と食事療法（群馬県・五十歳、主婦）

Mさんは私の所に来院する二年前に、大きな病院でエリテマトーデスと診断され、「髪もだんだん抜け、手足も曲がり、いずれはベッドから下りることもできなくなる」と、自信をもって冷たく言い切られたという。

別の病院の医師は敬虔なクリスチャンで、立派な態度で、やはり厳しい内容の告知をした。この医師の話でゲルソン療法という治療を知り、家族でメキシコに渡り、ゲルソン療法に励んだという。

しかしγGTPは悪化し、次第に歩行もできなくなってしまった。そんな中でもMさんは必ず道は開けると希望をもち、甲田光雄先生の提唱する食事療法に注目した。少食、菜食を旨とする療法は効果を上げ、再び歩けるようになった。その時、当院に初診で来院したのである。すでにすべての上顎の歯と、下顎の六本を失った状態で、咬合関係はすべて失われていた。顔も手も、皮膚はゴツゴツし、土気色で、生死のギリギリのところを生きている様子だった。

すぐに食物を咀嚼できるようにすることと、上下顎が正しい位置で咬めるように咬合回復することが必要だった。急いで義歯を作り、咬合の調整をする。やがて、Mさんの顔色はどんどん良くなり、ゴツゴツしていた皮膚はなめらかになり、体力も向上してきた。
「六ヵ月目には昇れなかった階段を全速力で三往復。体は羽毛のように軽くなり、山ほどあった苦しい症状は、すっかり消えたのでした」と、その様子を「良い歯の会」の会報誌「いのち」に記してくれた。

甲田療法と私の咬合治療がそれぞれ効果を上げたと思うが、Mさんはエリテマトーデスから解放されたのである。

初診時のMさんの咬み合わせは、歯がないため全体的に咬合高径が低く、特に左が低く、全体的に下顎が後退していた。口唇は左に切り上がり、左奥に引き込みが強い。最も恐ろしい症状が出やすいパターンである。

なぜエリテマトーデスが治ったのか。まだ現代の医学では解明できない部分である。しかしこのような事実を手がかりに、今後、研究を進めることはできるだろう。

Mさんの例を見ると、まさにいのちを支える基本は、歯と食にあることに気づかされる。

実例6　余命3年と言われた膠原病が完治（熊本県（当時）・三十二歳、主婦）

「良い歯の会」二五周年記念、月例会三百回を記念する会が、二〇〇六年六月十日に開かれたが、参加者が涙を流す感動的な会であった。私の記念講演の後、「良い歯の会」になじみ深い患者さんの体験発表がおこなわれた。三人のうちの一人に、Nさんのご主人の話があった。

Nさんは、余命三年と宣告されたエリテマトーデスの重症者だった。話は、奥さんを救おうと必死のご主人と、三歳の男の子三人の、家族一致協力しての闘病の話である。

　初診時、Nさんは、痩せ細り、目は落ち窪み、皮膚は青白くて艶がなく、か細い声でやっと話す状態だった。ご主人に支えられてゆっくり歩くのがやっとである。写真20のごとく、手は赤く腫れ、皹《あかぎれ》のようにブツブツし、爪は大きく波打っている。

「二つの大きな病院で、あと三年と言われている」

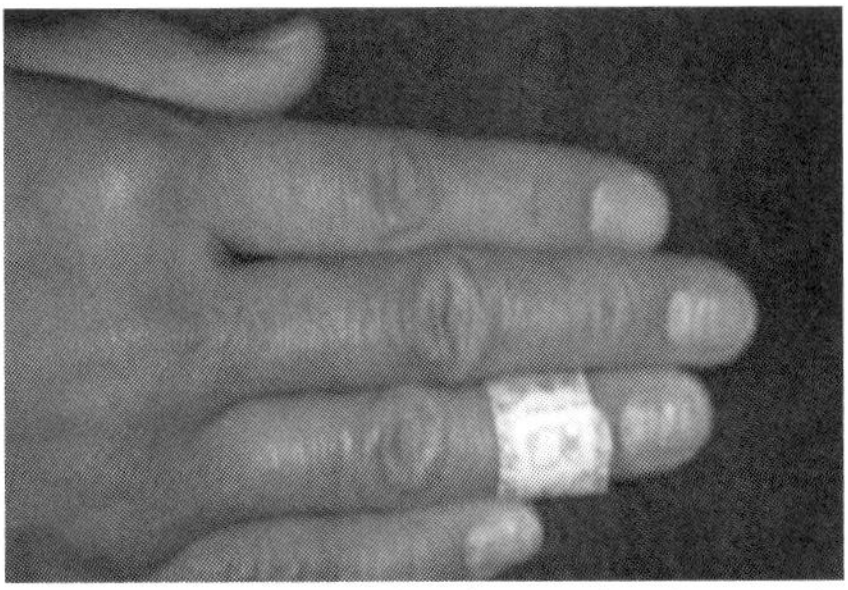

写真20　Nさんの手。ブツブツと湿疹で赤く腫れ上がり、爪は波打っている。免疫系が大混乱している証拠。

と、ご主人は涙を流しそうに話した。その家族を思う姿に、私もできる限りのことはしようと思ったのである。

　Nさん一家が遠く熊本から初診で来院したのは平成三年十一月八日であるから、もう十六年前の話で、今はもう奥さんは何事もなかったかのように元気で暮らしている。顔もガリガリにこけていたのがふくよかになり、血色も良好である。一緒に家族で食事改善に取り組み、ご主人の咬合調整も並行して進めたこともあり、ご主人のひどかった花粉症は消え、水虫も痔も治ってしまったという。一人っ子の長男も十八歳に成長し、歯列も美しくムシバは一本もなく健康である。今は見本になるような健康家族が、当時は絶望的な日々を送っていたというのだ。

体験発表で、涙をこらえながら話してくれたNさんのご主人の三十分の話を要約すると、次のような内容である。

「平成三年十一月八日、忘れもしない運命の日、これが私の妻の、当時連雀町にあった丸橋歯科の初診日です。九州から群馬県までの通院には理由がありました。当時、妻は膠原病で、担当医から

『覚悟して下さい。あと三年くらいです』

と言われていて、私は一人で泣いていました。妻には内緒にしていました。

私は親の愛情を受けずに育ち、親も人も信用していませんでしたが、妻に出会い、まっすぐに人の目を見て話すこの人を信じようと思いました。ところがもう助からないと言われた時は、私も死のうと思いました。しかし三歳の息子を見ると、妻と子どものために生きよう、全力で何でもしようと思うようになりました。

妻は歯周病に悩まされていて、近くの歯科に通うも改善がなく、この時丸橋先生のことを知り、この先生しかないと、強く受診を希望したのです。治療とともに「良い歯の会」に参加して、丸橋先生のお母さまの生き方に感銘を受け、ほんとうの母親の生き方を学び、当時三歳の息子のために、妻も何としても生きたいと思いました。そして妻は生きるために、私

や息子のために、できる限りのことを実行してくれました。私も、妻と息子のために生きようと思いました。

「良い歯の会」の活動は、治療では分からないことを学ぶ場でした。私たちにとって改善しなければいけなかったのは生き方だったのです。奉仕の精神に貫かれたこの会により、私たちは救われました。本日ここに感謝の気持ちを表したいと思います」

Nさんのご主人も涙をこらえ切れず、ハンカチを目に当て、詰まりながらの発表であったが、聞く人たちの間からももらい泣きの声が聞こえ、涙を拭う人が多かった。

Nさん家族はこうして、信じられないほどの健康と家族愛の世界を実現した。事実としてエリテマトーデスが消え、家族から花粉症、水虫、痔なども消えた。しかし私はここでNさんのご主人の話の中に、重要な言葉があることに注目しなければならないと思う。

「この人を信じようと思った」

「家族のために生きようと思った」

「私たちにとって改善しなければいけなかったのは生き方だったのです」

心良き人は良く治る、というのが私の経験である。Nさんの闘病の体験からは、希望を捨てず、人を信ずる気持ちを持ち、医師や家族と一致協力して病に勝った姿が見てとれる。

6章　歯が見えると新しい生命観がひらける

――なぜ歯に気づかなかったのか

現在の生命観や医学観が、人間の生命活動のすべてを視界に入れていると考えるのは誤りである。生命活動の一部をのぞき見ているのみである。現代の医学も然りで、生命活動のすべてを解明しているわけではないし、これから先も同様である。

特に、歯が、生命活動とこれほど深く関わっていることを、今まで、歯科医も一般国民もまったく知らなかった。現在でもほんの一部が気づきつつあるのみである。歯が、体と心の活動を支える中心的なポイントであることに気づくと、いままで見えなかった不思議がかなり見えるようになるが、なぜいままで、歯の働きについて気づくことがなかったのであろうか。

歯という支点が崩れると、体と心の営みがグズグズと無惨に崩れてゆく。軽度の場合は痛みやコリ、しびれといった程度の全身的症状だが、ひどくなると足腰も立たなくなり、精神も正常な働きを失い、免疫にも乱れが生じる。これについては、すでに具体的な症例を示したので、この恐ろしさについてはご理解いただけたと思う。しかし、こんなに重大な歯の役割について、なぜ今まで、気づかずにきたのだろうか。

最も大きな理由は、人類学的な尺度で見た長い間、現在まで、歯が十二分にその重大な役割を果していたために、そのありがたさに気づくきっかけがなかった、ということだろう。あまりにも頼りになる存在でありすぎたために、それがあって当然と感じてしまっていたのだ。「失ってはじめて知る親の恩」と似ている。私たちは、これまで歯が丈夫で、頼りになりすぎたために、そして体が丈夫であったために、歯は生命に直接関係のない、あまり重大な存在ではないかのように考えてしまっていなかっただろうか。

その頼りになり続けていた歯が、ごく最近、音をたてて崩壊を始めているのである。すると、体も心もきしみ、混乱し、機能の低下や破綻が生じ、私たちはやっと、事の重大さに気づいたのである。歯が崩れると、体も心もボロボロになる。歯こそ生命を巧妙に、力強く支える主柱であったのだと、気づかざるをえなくなったのである。

いままで十全に役割を果していた歯が、急に役立たずになってしまった原因は、咀嚼系つまり歯や顎骨、関連する筋群などの退化であると言わざるをえない。人類はずっと、脳を発達させ、反対に咀嚼系を退化させ続ける歴史を歩んできたが、この変化は何万年、何百万年というスケールの中で少しずつ変化してきたものであった。そのため、変化に適応する時間もあったと思うし、変化の量も限定的であった。しかし現在の日本人に進行している退化的変化は、激変としか言いようがない。人体のいかなる部位においても、これだけ短時間に、これだけ大きな変化が生じたなら不調和や破綻が起きないはずがない。

「人類の退化は、咀嚼系から先に進行する」といわれるが、顎骨と歯列に進行した退化は、生命活動のシステムを支える主柱である歯に、激震を走らせたと言える。主柱をグラグラと揺すられ、体も心も震災を受けた状態、それが最近の日本人であり、特に若者に多発しているのである。

歯は生命に直接関係がなく、歯科医学も直接的には生命に関係がないと思われ、軽くうとんじられてきた。人びとからそう思われるだけではなく、大部分の歯科医もそう考えていただろう。だからいっそう、歯科には優秀な人材が集まらなかったのかもしれない。

長い間、歯は黙って非常に重要な役割を十全に果してきた。それを失ってはじめて、個体の危機だけではなく、事によったら民族力の沈下にも直面しているかもしれないという現実に、ごく少数の人が少しずつ気づきはじめてきたのが現在の状況である。

これからは一般の人びとの生命観の中の一つの軸に、歯を据える視点を確立してゆかねばならない。このことにすでに感性の優れた歯科医は気づいてきて、全身咬合学会や顎咬合学会という関連学会も二つ発足し、少しずつ研究も進められてきた。退化によって失いつつある健全な歯の育成のための処方箋を、これからの歯科医学は確立してゆく必要がある。しかし、あまりにも急速に進行する日本人の咀嚼系の退化のスピードに、これからの対策がついてゆけるのかどうか、私は不安である。

身体的機能と歯の関係を見る

まず単純にこう考えてみよう。下顎が右（右手がある方向）に偏位すると、頭部の重心が右に傾く。この結果、首や肩、背中のコリや痛みは右に出現しやすくなる。足も右がしびれたり冷えたりしやすくなる。目は左が悪くなることが多い。下顎が左に偏位すれば、症状の現れ方はこの反対となる。

そのほか全身の各部位にさまざまな症状が現れるが、下顎の位置と全身症状が、どのように関係して現れるのか、おさらいしておこう。これは読者の皆さんが歯と体調の関係について「イメージ」していただくために重要だからである。

実際に起きる下顎位の偏位は、右か左かというような単純な一次元的動きではない。左右に偏位する以外に、前後、高低と三次元的方向に同時にねじれることがあるので、症状の現れ方も複雑である。しかしここでは、下顎位の偏位が体の重心の偏りを起こし、体のゆがみをもたらし、体の機能低下や苦しい症状を引き起こすメカニズムを明らかにすればよいので、まず一次元的偏位について説明するのが理解しやすいと思う。

人間は、重力に逆らって二足直立歩行する唯一の生き物で、脊柱の頂上に五キログラムもある頭を乗せて、転倒しないよう、上手に体をくねらせながら複雑な運動をしている。ちょうど皿まわしのようである。頭部の重心が体の正中にある場合の人間の姿勢を模型として描いてみ

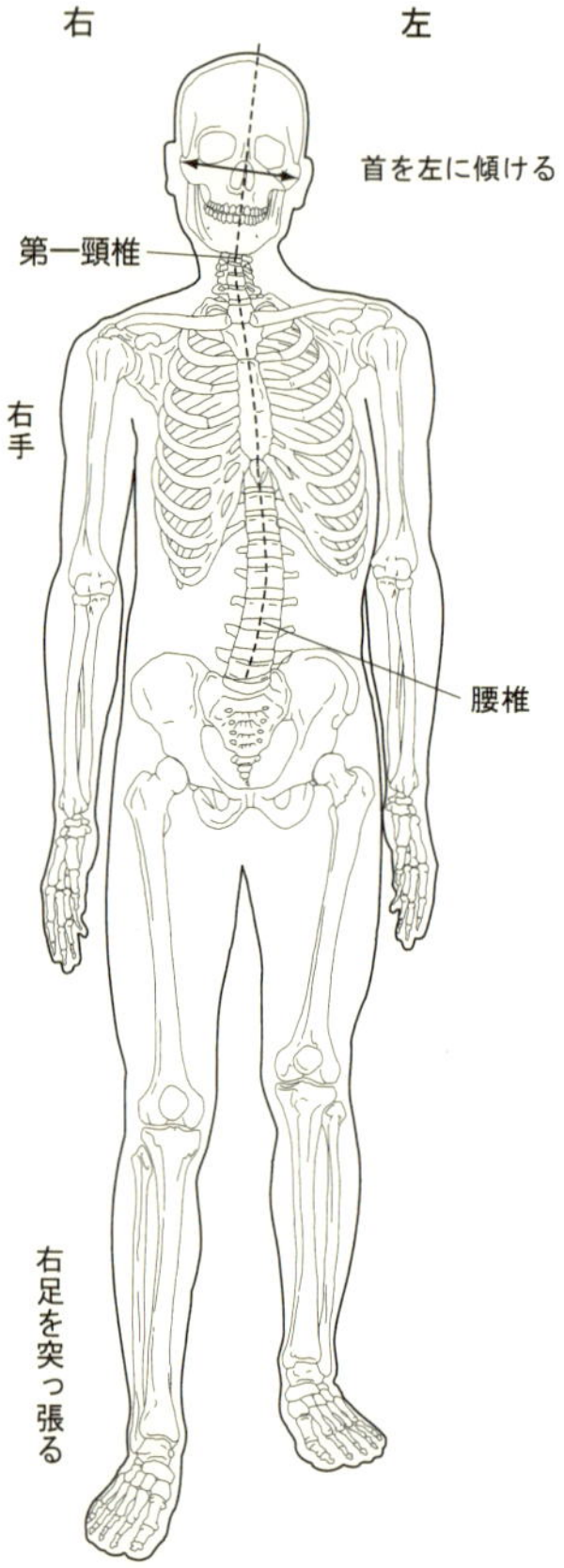

図3　下顎の右偏位によって、頭部の重心が、体の重心よりも右にズレた時の姿勢。頭を左に傾け、右肩を落すので、左右の目を結ぶ線、口唇、肩が水平でなくなる。本来の体の重心から、頭や、体の脊柱がズレて、側弯となる。

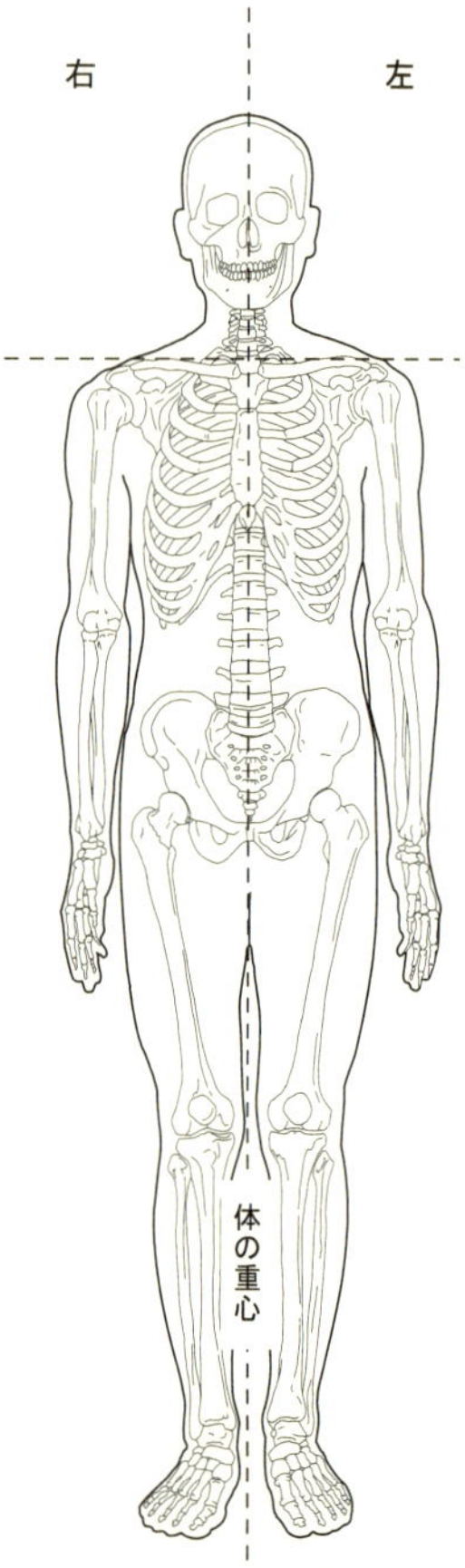

図2　頭部の重心が体の重心上に合致している時の姿勢。左右の目を結ぶ線、口唇、左右の肩を結ぶ線などが水平。体はどの部分でも左右が対称形になる。脊柱の側弯もない。

ると、図2のようになる。これが理想型である。

もし、咬み合わせが悪くなり、下顎が右に偏位すると、頭部の重心は右に移行する。もし物体であれば、このまま右に転倒するが、人間は転倒を防ぐために、脳からの指令に従って脊柱を彎曲させ、筋肉の力を調節し、肩や足の位置を調節して転倒防止の防御姿勢をとる。こうしたときの特徴を強調して描くと、図3のような姿勢となる。

頭部の重心の偏位による転倒を防ぐために、頸椎、胸椎、腰椎をくねらせてとった防御姿勢こそ、脊柱彎曲症の本態なのである。頭部の重心を体の正中に補正してやらずに側彎症を根本解決することは不可能であろう。

さて、図2と図3で示した脊柱をくわしく図示すると図4ａｂのようになっている。ａは正面から、ｂは側面から見た図である。脊柱は三十二個から三十四個の椎骨を積み重ねてできていて、蛇のように自由度が高く、くねらせる運動ができる。この積み木のように危ういバラバラな構造をつなぎ、自由度を保ちながら支えているのが筋肉なのである。

椎骨は図5のような形をしていて、椎孔の中を中枢神経が、脳から出て末梢へと縦に走っている。そして椎骨と椎骨の間から、中枢神経から分枝した末梢神経が三十一対、四肢や臓器などの末梢器官へと分かれて分布している。太い血管も脊柱に沿って走っているが、脊柱が彎曲すれば血管も彎曲する。中枢神経が彎曲する影響もあるし、末梢神経が分枝点で椎骨に圧迫を受けたり、引っ張られたりもして、末梢神経の支配域に痛みや麻痺が現れたりもする。

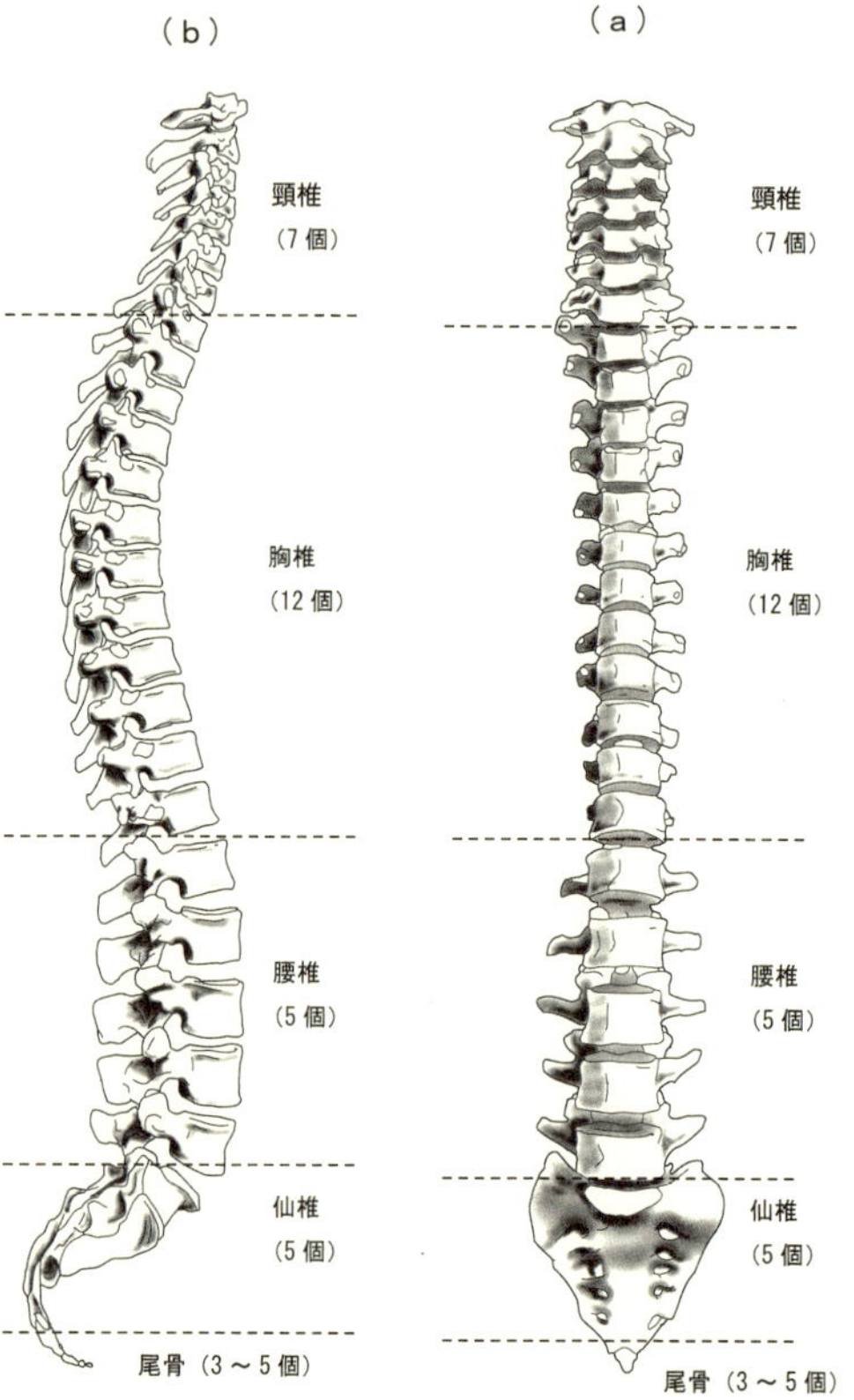

図4　脊柱のaが正面、bが側面。32〜34個の椎骨が積み重なって脊柱をつくっている。正常な場合、正面から見て側弯はなく、側面からはbのような自然なカーブをしている。

脊柱の不自然な弯曲部位と身体の諸症状が現れる部位は直結している。図3のように、頭の重心が右に偏位し、頸椎が強く弯曲すると、弯曲した首と、そこで分枝した末梢神経が走り、支配する領域に、痛み、麻痺感などが現れる。この場合には、首、特に右の首にコリや痛み、耐えがたい重圧感などが現れる。そして右手の手指の麻痺、肩のコリや痛みなども現れる。

腰椎も図3のように弯曲するので、ここでも腰痛が現れることが多く、そこで分枝した末梢神経が支配する足、特に右足に、痛み、麻痺、冷え、動きにくさなどが現れやすくなる。脊柱の彎曲により、椎骨と椎骨の間隔が狭くなる側に、分枝する抹消神経の圧迫が起きやすいのだろう。

わかりやすい手や足、首や腰について説明したが、もちろん神経は手と足だけを支配しているのではない。目や耳、内臓の働きなども支配している。視力が低下したり目が痛くなったり、涙目、乾燥目にもなり、目が大きくなったり小さくなったりもする。耳も聴力が落ちるだけではなく、幻聴や耳鳴りなどが現れる。胃腸が悪い、ポリープができるなどの不調も現れる。

心臓への影響も深刻だ。不整脈や高血圧が起きたりする。運動会で突然死した生徒の写真を見たことがあるが、下顎が左へ偏位していた。突然死と下顎の偏位との関係も、もっと研究する必要がある。

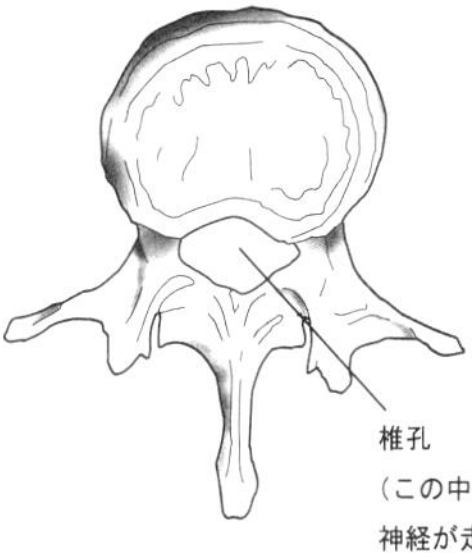

図5　椎骨。このような椎骨が積み重ねられ、筋肉で支えられて脊柱が構成される。椎孔の中を脳から出た中枢神経が走るが、小指の太さほどもある。

ここまで、下顎の右偏位の場合に起きる身体的不調との関係について説明したが、臨床例はこのように簡単ではない。左右、高低、前後など、三方向への偏位が一度に、ねじれたように起きている例が一般的である。そして、左右方向の偏位に比べ、咬合の高径が低い方向と、後方への偏位のほうがはるかにずっと深刻な症状を引き起こすのである。退化による咬合関係がもたらす下顎位は、実に、咬合高径が低く、下顎が後退する方向に、つまり最悪の方向への偏位なのである。

脊柱が弯曲し、姿勢がゆがんだ結果として生じる問題がもう一つ別にある。血管の走行にもゆがみが生じることである。ことに脊柱に沿って太い血管が走っているが、これが強く弯曲すると、血流が悪くなる。たとえば図3のような頸椎の屈曲が起きると、頭部への入口で血管が強い屈曲を受けることになる。蛇口につなげた水のホースを強く曲げると水の流れが悪くなるように、血流も悪化する。水よりも血液のほうが粘脹度は高く、脳の血管へは心臓から重力とは逆に上方にポンプアップしているので、影響はより大きくなる。こうして心臓や血管の負担が大きくなることにつながる。

脳に対する血液供給が減少すると、酸素や栄養の供給が不足する。この影響は、思考力の低下などにつながるのではないかと私は疑っている。バイト・トライをおこない、ゆがんでいた姿勢がまっすぐに立ち上がると、その場で頭がはっきりし、肩や手足が温かくなってきたと述べる患者さんたちの症例から、血流障害は全身に及ぶと思われる。

姿勢のゆがみは、神経と血管のゆがみにつながり、重大な影響をもたらす以外に、全身の筋肉や骨・関節に対する負担に著しいアンバランスが起きる、ということも付け加えておきたい。

たとえば、頭が右に傾くと、それ以上倒れるのを防ぐために、左の首や肩、背の筋肉が緊張し、頭を左に引き戻す力を働かせる。反対に右側の筋肉は弛緩状態となる。この結果、左側の筋肉が疲労し、コリや痛みが生じ、ひどくなると左腕が上がらなくなる。いわゆる四十肩、五十肩は、この結果として起きやすくなる。

下顎の偏位に起因する姿勢のゆがみは、重心のズレが持続することになり、片方の筋肉が慢性的に負担を受ける。この結果、負担を受ける側の筋肉は発達し、筋肉は盛り上がってくる。加えて、うっ血や腫脹などが進行すると、腫れも加わり、首から肩にかけて盛り上がって見えるほどになる。

足に対する負担も左右差が強くなるので、同様な筋肉の緊張や疲労、腫脹などが起き、「痛くて歩きにくくなる」などの苦痛が出ることになる。

骨格がゆがむと、骨と骨の位置関係が狂うので、関節にも不調が生ずる。上下顎骨の関節である顎関節も、「クリッキング」という雑音やひっかかりが現れ、「痛くて口が開かない」といったこともある。顎関節症とは、こうした症状から出た病名であるが、下顎の偏位が引き起こす、顎偏位症候群の多くの症状のうちの一つにすぎず、私は不適当な病名であると思う。顎偏位症、顎偏位症候群、咬合病などというほうが正しい病態を表している。

関節は全身に多数あるので、あちこちにギクシャクした不調が現れる。膝関節、股関節、腕、指など、どこにも痛みや、ひっかかりが生ずる。

ここまで、上下の歯の接触関係の狂いで下顎位の偏位が生ずると、全身に、系統的なさまざまな身体症状が現れることを述べてきた。次に、症状は身体症状のみならず、精神的な機能に現れる話にうつりたい。

精神的機能と歯の関係を見る

先に自殺願望の女性の例と、急に幼児化現象が起きた男子高校生の例を示したが、精神的な異常をともなった例は多い。鬱《うつ》などはなかでも代表的な症状であり、あるレベルに身体的症状が達すると、程度の差はあれ、だれにでも精神的不調がともなってくるものと考えておいたほうがよい。

そうした精神的不調が、咬合治療をすると嘘のように消えてしまう症例を数多く見てきた。最初の頃は、治療している私のほうが大変に驚いたほどである。鬱で無気力だった青年が元気溌剌になったり、幼児化して母親にくっついて離れなくなった高校生が、元気な姿に戻って急に大人びたりする。妄想が消えたため、異様だった顔の様子が真顔になり、自殺ばかり考えていた女性が、明るい前向きの考えに変貌したりもする。人格が一変する様をたくさん見てきた私は、「咬合を変えると、心と体が変わる」という実感を強くもっている。

「良い歯の会」三百回の記念の催しで、四十三歳の女性が発表した話の中で、次のように話していた。

「治療を受けるうちに、以前は感情のコントロールができず、子どもに対して暴言や暴力をふるうというヒステリー状態から、心のコントロールができるようになり、本来の自分を取り戻すことができました」

精神状態が回復し治っていくあり方はさまざまである。バイト・トライをおこなった途端に、切れていた配線があたかも接続したかのように、劇的に治ってしまう例もいくつか見てきた。多くの例は姿勢が立ち直るのに合わせて、少しずつ良くなることが多い。こうした経験を数多く経ることによって、人間の精神や心というものの実像について、次に述べるイメージを私は持つようになった。

精神や心とはいったい何か

それでは咬合治療の効果が、どのような例でどの程度、期待できるのか。ある程度の推測はできる。一般的には重症となってから長い年月が経過した例ほど治りにくいし、治るとしても時間がかかる。一見、かなりの重症でも、発症してからの時間が短い例では、簡単に全快する例が多いのである。

また、幼少時から咬合の異常が強く、咬合力が左右の片方にばかり加わり続けて成長した人では、上顎骨と脳頭蓋の大きさが著しく左右非対称になってしまっている例がある。このように、頭部の形態が著しく非対称になっている例では、あまり治療効果が期待しにくい。

もう一つ、家族病歴を見て、同様な精神異常が遺伝的にある疑いが強い例でも、咬合治療の効果が期待しにくい。これらはいったい何を意味するのであろうか。

以上はあくまでも私の臨床経験であるが、これら三つの特徴を基本として観察すると、次のような推測が成り立つ。咬合力は非常に強く、この力が日常的に加わり続け、この力を刺激として、力に耐えられる構造が造り上げられてゆく。咬合力に偏りがあると、偏りのある形態が造られてゆく。咬合力は直接的には歯を通して、上顎骨、下顎骨に加わるが、上顎骨に加わる力は頭蓋骨に影響をもたらす。その結果、咬合の異常が脳室の非対称をつくり上げてしまう。非対称な脳室の中に納められる脳も当然、非対称になるはずだ。また、側弯状態の脊柱内を走る中枢神経もゆがめられるはずだ。

こうした力学的偏位が長時間持続するということは、脳や中枢神経をゆがめる力が加えられ、そうした影響を反映した形成がなされてしまう。脳や中枢神経の中で、どのような変形や変質が形成されているかは見てとれないが、頭骨の形態は容易に観察できる。

精神的活動は脳でおこなわれるので、精神や心の異常が生じたり治ったりするというのは、脳そのものか、脳と中枢神経の伝達の過程で、何らかの故障が生じたり、治ったりすることを意味する。

これから述べることは私の仮説だが、精神的な異常がかなり強くても、発症からの時間が短ければ簡単に治るケースが多いということは、脳そのものに器質的変化が起きていない、ということを意味するのではないだろうか。脳に加わる圧迫か引っ張りの力の影響や、血流障害の影響で、うまく機能しない状態が可逆的範囲内で起きていると考えれば、姿勢が立ち直った途端に精神的にも正常に戻ることが理解できる。

ここで具体的に考えてみよう。図3のような右偏位が起きた場合を考えると、頸椎は重心の偏位に押されて右方向に傾くが、頭部だけは傾けずに直立させる。その結果、第一頸椎のあたりに強い屈曲が起き、その部位で、脳から出てきたばかりの神経も強く屈曲を受けることになる。脳から末梢への情報伝達にも影響を与えるが、部位が脳に近いため、脳にも引っ張りや圧迫の力が及ぶと考えられ、脳の働きにも不調が生じると見られる。頭がぼんやりする、集中力が落ちる、計算が遅くなる、物忘れがひどくなるなどのほか、自殺願望が強くなる、パニック障害が起きる、妄想が生じる、などの異常が見られるのも、このせいではないだろうか。

バイト・トライをおこなったり、スプリントを入れると、途端に頭がすっきりしたり、異常な発想が消えて正気に戻ったりする現象を見ると、脊柱、特に頸椎の彎曲が、精神の働きにも影響を与えていると判断せざるをえない。血流の改善にも貢献しているかもしれない。

ところが、力学的偏位が長年続き、脳室の形態が著しく非対称になっているレベルになると、脳そのものに基質的異常が形成されてしまっている可能性がある。治りにくいのはこのためではないか。

遺伝的に脳の異常があれば、これもまた治りにくい症例となる。少なくとも咬合治療とは関係のない分野となる。

私は長年、このような臨床経験を重ねてきたが、その経験から、このケースではこうすれば治るだろうとか、いや難しいだろうとかいう予測力もついてくる。そこで私は、私たちがおこなっている治療は、電気屋さんがテレビやパソコンを修理しているのと似ているのではないか、という実感をもっている。構造上の破壊やゆがみ、配線上の問題があれば、それを直すとパッと正常画像が浮かび出す。異常な発想や機能低下がパッと正常化する瞬間、私はそう実感する。

私は脳外科医でも精神科医でもないので、脳に対してメスや薬を用いることはできない。しかし、人間の姿勢を立て直し、正しくすると、脳や中枢神経への異常な圧力が解消し、居心地よく働くことのできる構造を回復してやることはできる。それが一定の領域の精神的異常が治るメカニズムではないかと考えている。これと反対に、構造的なゆがみによる力が脳や中枢神経の働きを破綻させているケースでは、通常の精神科的な治療では効果が期待できないはずである。

私は基本的には、精神や心というものは、テレビやパソコンの画像に当たると考えるべきだと思っている。人体を見れば、脳から出た神経系が全身に細かく、精巧に配線されている。脳には全身からの情報が集められ、脳で判断された指令はまた神経系を伝わり、全身の必要な所に伝達される。パソコンに能力差があるように、人間の脳にも能力差がある。脳の構造、ニューロンのつながりにも個人差がある。この生物学的構造は、パソコンなどの機械的構造と共通点が多いのである。

人間の精神的営み、考え、記憶し、判断し、これらの経験が生物学的構造に蓄積され記憶となってゆく。経験の質や種類によっても、記憶は異なり、考え方、思想、心も異なったものになってゆく。パソコンに映る画像が、入力した情報によって千差万別になるのと同じで、私たちの精神や心とは、パソコンで言えば画像に当たるのだろう。

こう考えると、心の問題に対し、心でのみ対処しようとする方法には限界があるのではないかと思えてくる。基本に、生物学的異常がある可能性も考え、両面から対策や治療を施す必要があると思う。

体の構造的なバランスを支え、正常な機能を保つ主柱が歯であるという事実は、臨床的に疑うことができない。

だから「悪い」咬み合わせの補綴物を入れられれば、精神的に破綻する人が多く見られるのだ。正しい咬合を回復することによって、それを復活させることもできる。こうした私たちの精神や心は、目に見えなくとも、決して根拠のないものではなく、骨格に支えられて張りめぐらされた神経系と、脳の中に張りめぐらされたニューロンを基盤とし、そこに経験が刷り込まれて、その人固有の世界をつくっている。

免疫、ホルモン、代謝にも関係

3章で、咬み合わせが狂うと免疫力が低下することを症例で示し、咬合が変化すると白血球中の免疫細胞のバランスが変化する事実をデータで示した。咬合が異常になると、自律神経は交感神経優位に傾くことが、このデータからわかる。上下顎の歯と歯の接触関係によって、自律神経が大きな影響を受けることがわかれば、自律神経の支配を受けるホルモン分泌にも直接影響が及ぶこともわかる。自律神経の影響は消化と吸収にも影響を与え、ホルモンの分泌は代謝に影響を与えるものもある。咬合治療をおこなったら糖尿病が治った例があったが、これはインシュリンというホルモンの分泌が正常化したと考えるのが順当だろう。インシュリンは糖の代謝を促進するホルモンである。

ホルモンの働きとはまた別に、自律神経が交感神経優位になれば、胃や腸などの消化器の働きは抑制される。交感神経優位になると、消化器だけではなく、循環器も影響を受け、血圧が上昇傾向になる。

ホルモン分泌の影響は生殖系にも大きな影響を与える。咬合が狂うと、生理痛、生理不順、そして不妊症なども明らかに増加すると見られる。

まだ気づいていない、歯と身心の関係がほかにもあると考えたほうがよいが、ここまでに見えてきたものだけでも、生命活動を見る視界がずいぶん広くなった。〈いのちの主柱〉である歯が見えることによって、新しい生命観が開け、健康観や医学観も、よりしっかりしたものにすることができたと思う。

——二足直立歩行姿勢は崩れやすい

最近の若者には猫背の人が目立つ。考えてみれば猫背は老人の姿勢だ。ところが最近、腰痛で腰を伸ばせない若者も出現している。最近も、腰を折り、杖をついた女子高生が、学校に行けないといって相談に来た。

立っているのが疲れるのか、地べたにすわる若者も多い。長い進化の歴史の過程で獲得してきた、二足直立歩行姿勢が崩れる傾向を示していることは明らかだ。進化によって獲得してきた形態がその能力を失う退行性変化は、退化と呼ぶべきものである。

もともと二足直立歩行姿勢は、大きな困難を押して、訓練に訓練を重ね、獲得してきた形態であり能力である。六〇キログラム前後ある体重を頸椎、胸椎、腰椎という細く、不安定な柱で支え、それを二足で移動させる構造で、高さ（身長）は一五〇センチメートル以上もある。その一番頂上に五キログラム近い頭を乗せているのである。これで自由に動き、倒れないためには二つの能力が必要である。脊柱が、どんな時でも崩れないように支える強力な筋群と、複雑な運動時にも転倒しないバランス調節能力だ。

筋肉群は、重い負荷をかけ続けて獲得してきた。写真21のように、長い間、重労働を続け、強い筋肉や骨格を獲得してきたのである。調節能力は脳を司令部として、手足、腰、胴体、首など、すべての体を上手に動かして重心の調節をおこなう、きわめて高度なシステムだ。運動

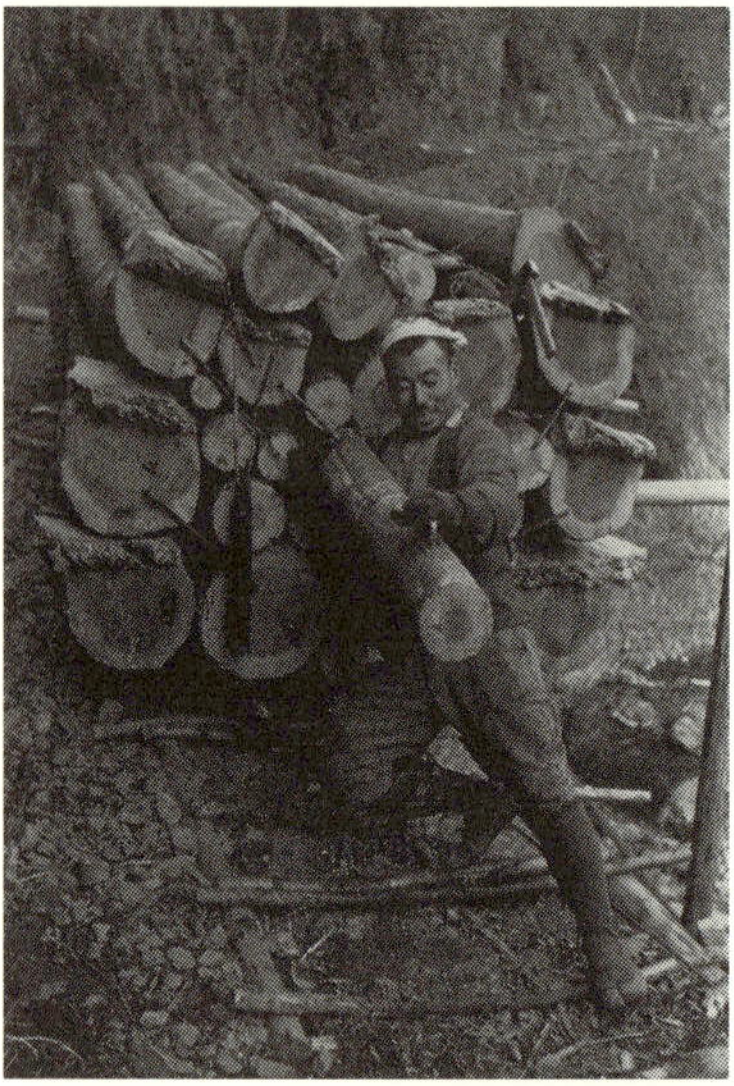

写真21（2枚組）昭和30年頃の山村の写真。このような負荷をかけて鍛えた体は、重力に逆らって直立姿勢を維持することができる。

左：撮影者：出浦欣一『写真ものがたり　昭和の暮らし　2巻　山村』より　須藤功著　農文協

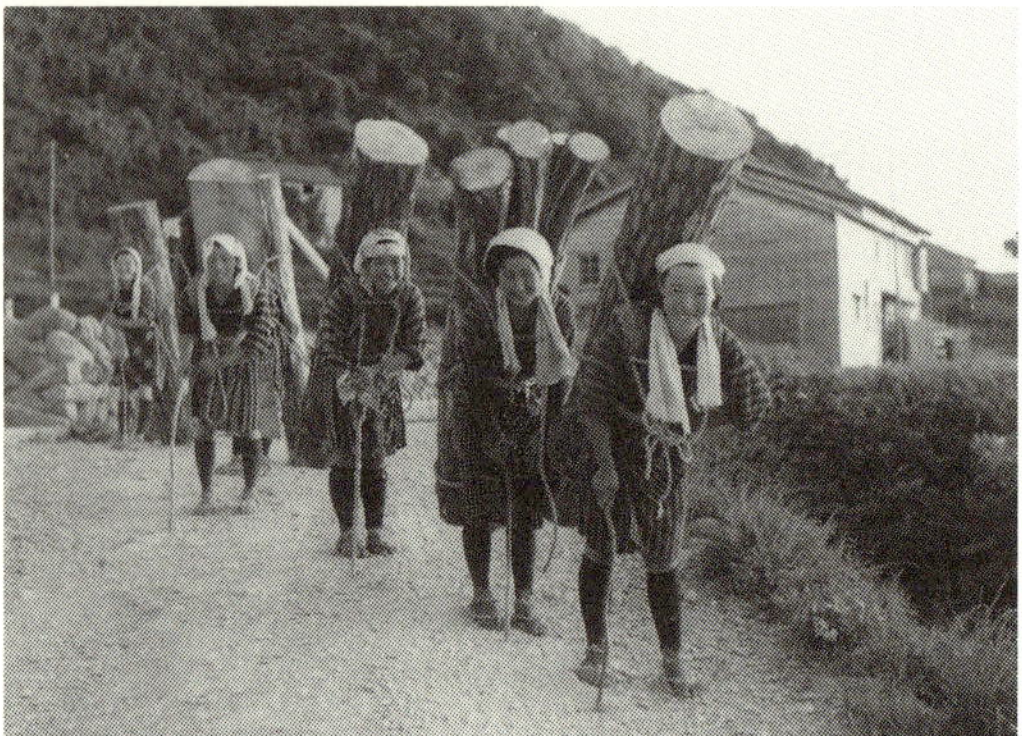

上：撮影者：中俣正義『写真ものがたり　昭和の暮らし　3巻　漁村と村』より　須藤功著　農文協

にしたがって蛇のようにしなやかに動く人体の中で、最も連続性が切れた部分、それが上顎歯列と下顎歯列である。上下の顎は小さな顎関節で連なっているものの、物を食べる都合から、上顎と下顎は大きく離開して自由に動くことができる。上下の顎の運動は、顎関節でわずかにつながり、上下の歯の接触を杖として、上下の顎全体として大きな関節をつくって働いていると考えるとわかりやすいかもしれない。ほかの関節は筋肉や腱でつながれている中で、大きく離開した上顎と下顎、ここに最も大きなリスクと調節能力が集中していたのだ。上顎歯列から上の頭蓋と下顎の歯が皿まわしの皿と棒のような関係の部位となっているのである。

二足直立歩行姿勢は、骨格とそれを支える筋群によって支えられるが、筋肉が細く、弱くなれば、重力に従ってグニャリと崩れる定めにある。近年の日本人は、力仕事をすることが減少し、移動も車にまかせ、軟食を好み、全身の筋肉が退化し、加えて骨までも細くなってきている。人体の構造そのものがつぶれかかっている状況である。その現れが猫背だ。

この危機のとき、最も大きなリスクを抱え、調節能力も必要とされる咬み合わせに、異変が起きてしまったのである。筋肉が衰えた上に、杖を失った老人のように、現代の日本人の姿勢が崩れつつあるのだ。

退化という「滅びの病い」に抗する方法は、ただただ体を使うことだけしかない。負荷をかけて働いたり運動をする、硬い物をよく咬んで食べる、単純だが、ほかに乗り越える道はないのだ。

新しい生命観と健康観をひらく

これまで話してきたことをまとめてみると、絶妙に体のバランスを整え、正しい重心を保つことが、私たちの生命活動を保つためにきわめて重要であるということがわかってきた。わかってみれば当り前のことで、私たちも二足直立歩行をして動きまわる生き物である以上、独楽や皿まわしと原理的には違いはない。バランスを崩せば傾き、倒れ、正常な運動をすることはできなくなる。それは魚や蝶、鳥やトンボ、飛行機や潜水艦でも同じだ。

トンボの羽根の片方を、少しでも切ればうまく飛べなくなることはだれでも知っていたし、私たちの足の片方が少し短いとか、痛くて動かせないとか、アンバランスがあれば、うまく走ることができなくなるという事実も、みんな知っていた。しかし、その程度のこととしか理解していなかったのが今まででであった。バランスが崩れると、体の動きが悪くなるだけではなく、精神や免疫、ホルモン系まで狂い、人間とは思えない混乱した姿になってしまうとは、だれも気づかなかった。その重要な、体と心のバランスを支える主柱の役割を果していたのは、小さな歯であることがわかった。この事実がわかると、人間の「生命」の活動を展望する視界がずいぶんすっきりしてくる。

私たちは、自分の健康について考えるとき、自分のいのちを見つめる目でじっと見つめ、いのちの声を聴く耳でじっと聞いてやらなければならない。いまの調子はどうなのか、どうして調子が悪いのか、そのように見つめ、見えている視界が、生命観の基礎でなければならない。

こうしていのちを見つめる私たちの目に、今は、目に見える体のバランス、目に見えない神経系、免疫、ホルモン系など、さまざまな構造とうごめきのバランスが見えてきた。新しい生命観がひらけたのだ。

健康観や医学観は、この生命観についてくる。ではどのように生きるか、という健康観が確立し、どのように診断し、治療をするかという医学観ができあがる。

新しい健康観に基づき、具体的にはどのような工夫をして生きることが望ましいのか、これについては、私の臨床経験と「良い歯の会」の経験、それに加えて個人的実践経験からまとめたものを、本書の最終章に示したい。

ヒポクラテスの医学に学ぶ

現在の私の医学観を、私は最初から持っていたわけではない。三十年以上かかって辿り着いた結果である。しかし生命観の基本になる感性は、昔も今もあまり変わっていない。少年の頃に胸に抱いていた感性は今も同じで、それが基礎にあって私を導き、現在の全人医学観に辿り着かせたのだと思う。この間、実に多くの先人に学んだものは大きい。その中で最も大きいのはやはりヒポクラテスである。ヒポクラテスは「全人医学の父」と呼ばれるが、「ヒポクラテス全集」を読んでも、その中に全人医学という言葉が使われているわけではない。しかし、そ

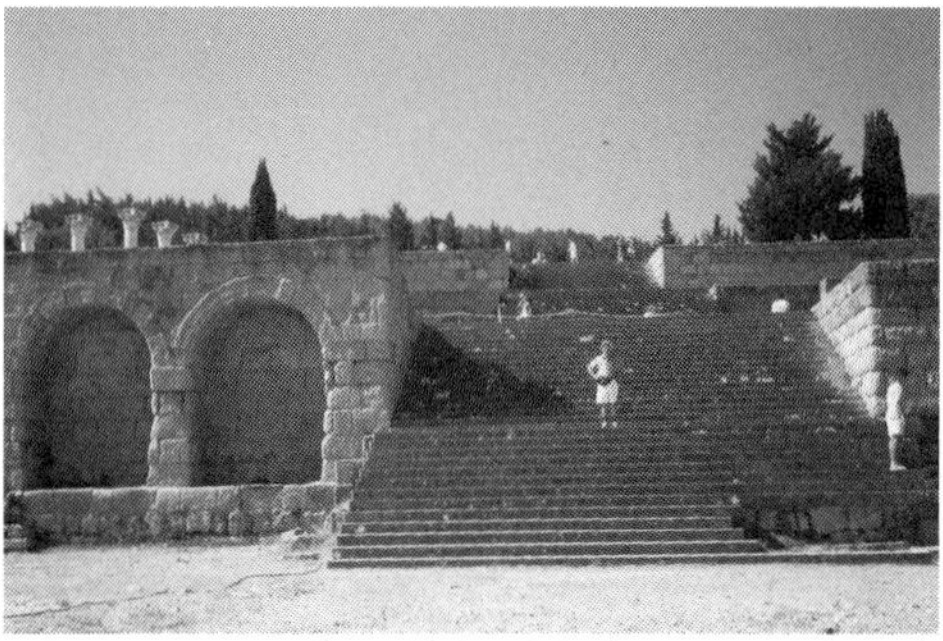

写真22　アスクレピオン遺跡。大学病院のような施設だ。医神アスクレピオスの名をとった。

こに語られている内容は本格的な全人医学観に基づいたものである。

ヒポクラテスは紀元前四六〇年頃～三三七年頃の医師で、日本でいえば縄文後期に活躍した。ギリシアのエーゲ海の東の端に、対岸にトルコが見える小島がある。ここコス島を訪問した人はみんな驚かされることは間違いない。日本では縄文土器を使っていた頃に、最果ての小島で、大学病院のような規模の立派な施設をつくり、そこで治療、研究、教育をおこなっていたのだ。アスクレピオン（写真22）と呼ばれる石造りの施設は、今は遺跡となっているが、石段、柱や壁の一部、間取りなどは残っていて、図書室や手術室などもわかる程度に残っている。蔵書も一部が残っていて、その七〇篇を編纂したものが、現在も読み継がれている「ヒポクラテス全集」である。七〇篇のすべてが、ヒポクラテス自身によって書かれたものではないが、いずれにしてもヒポクラテス流の医学観、倫理、理論、技術などが書かれている。「ヒポクラテス全集」を読むと、人間は現在まで、進歩発展もしてきたが、大切な基本を忘れたことが多いと感じさせられる。特に、現実に生きる人間の全体をそっくり捉え、そっくり治そうとする視点、つまり全人的観点があれほど確立していたのに、現在の医学はそれを見失ってしまった。

ヒポクラテスは、人間を全体として捉えることの重要性を説いたのみではなく、人間を取り囲む環境との関係でも捉えなければならないと説いた。そのような、人と人が関わる環境のすべてを包括的に捉えて、なぜ病気になったかを診断し、回復への手を打つという、これがヒポクラテスの全人医学である。『ヒポクラテス全集』（今裕訳、名著刊行会）の中から、ヒポクラテスの考え方がよく表れている部分を引用してみたい（現代かなづかいに改める）。

「予の考えにては、医家がその義務を正しく果たそうとするには、まず、人間の自然性を学び、人間が食物及び飲料にいかに関係しているか、いかにそれが生活状態に影響するか、各飲食物の異なるによっていかなる結果を人間が招来するか等の問題に向って全力を向けることが第一要件であると信ずる」

まず飲食物等との関係を見極めよ、と言う。次にその捉え方はもっと広く、水や空気、衛生状態などの環境にも及ぶ。

「病は生活習慣によって起り、なおまた、われわれが呼吸して生命を保つ空気よりも生ずる。病がそのいずれに起因するかは次のごとくして見極め得る」

とし、見極め方を述べた後、

「全部的にもしくは一部的に、その人の平生の生活習慣が病の構成上助勢ないし原因として働いていることはまちがいない。われわれはこの点を確めて、それを除去する必要があり……」

と、まず第一に、生活習慣や環境に原因があれば、それを除去すべきであると説いている。

日本では一九九六年、「生活習慣病」という病気の分類ができた。それらの病気は、生活習慣の改善をするべしと、紀元前四六〇年前の認識に立ち戻る必要に迫られた。細部にのみ踏み込み、全人的視点を失った現代医学への反省がおこなわれたのだ。

ヒポクラテスは、このように病いという現象を、生活習慣や環境との関係でまず大きく捉え、次に、経験を積み重ねて検討し、理論化をおこなった。これ以上ヒポクラテスについてくわしくは述べないが、新しい真実を発見してゆく態度には二つの基本があって、その基本はヒポクラテスにも、また湯川秀樹のような優れた科学者にも、共通していることがわかる。

「最初経験より入り来った事柄をその感覚的理解より理智性に移して、ここに明瞭なる印象を形成し、而《しか》して、そのような事柄が場合に従い、時に従い、また方法に従って、いろいろさまざまにかつまた幾度か繰り返して受け入れられることによって、ついに理智性と記憶との上に明らかに植えつけられるのである」

大きな視点で観察し、重ねた経験を、いつどんな時でも通用するものへと、理智的に整理してゆく論理化の過程が述べられている。これは、私たちが生命を見つめてゆくときにもそのまま適用できる。先入観なく曇りない目で熟視する人に、落ちるリンゴが、リンゴが落ちる意味を教えた。今まで、「生命」と関係のないつまらないものと思われていた歯も、熟視すれば、生命活動を左右する重大な意味を教示してくれるのである。

全人医学の影響と今後

Health の語源はギリシア語の Holos（全体、まるごと、完全な）であることを考えれば、もともと、生命観や健康観、医学観は全人的な捉え方を求められていたことがわかる。自然科学の発展とともに、医学も分析と数値化の方向に発展したが、特に医学においては分析と同時に統合が必要で、両者は同時進行しなければならないものである。分析によって明らかにされる細分化された事実は、全体としてのいのちの営みの中で、その位置と意味を考えなければならない。そのような統合がおこなわれないまま、細部に入り込んで進む傾向が、現代医学の欠点として指摘されている。その結果、素人が考えても妙な医学がまことしやかにおこなわれている。私自身が体験した症例だけでも、多数に及ぶのであるから、それはどこにでもあることに違いない。次に、その一部を列記してみる。

●一ヵ月後に入院し、脊椎ヘルニアの手術をする予定、という患者さんが来院。（何例か経験したが）、局部的に見れば、ヘルニアがあるのは事実である。しかし、私がスプリントを入れると、すぐに姿勢が直り、腰痛は解消し、ヘルニアも消えてしまった。原因は歯にあったのだ。咬み合わせが狂い、姿勢が狂った結果にすぎなかったのだ。

●側弯症で、コルセットを着用した若い人を何人も診た。脊柱側弯症の治療である。これも下顎位を三次元的正中に補正するスプリントを入れると、すぐに側弯は直ってしまった。コルセットは、椎骨を支える筋肉を痩せさせ、かえって有害と私は考える。

●バセドー氏病と診断され、何年も治療を受けている患者さんが来院した。スプリントで下顎位を補正して治療中であるが、ほとんど治っている。

●アトピーが悪化し、ステロイドを使ってさらに悪化が進み、困っている患者さんが来院した。食事指導と咬合治療で、多数例が治っている。

●左目が涙目で、大学病院で長年治療を続けている人が来院した。患者さんは治らないものと信じ「これが治ったらノーベル賞だ、と大学の先生に言われた」と私を軽視していたが、咬合治療で本当に治って、驚いていた。

●糖尿病の治療を受けても治らなかったが、咬合治療の結果、治ってしまった。

局部的に診断すれば事実でも、それに基づいた治療は、全体を見る視点から見ればまちがいだという例は、ほかにいくらでもあるだろう。細部にのみ目をやっていると、全体的な意味を見失い、先入観があると深い真実が見えなくなる。

従来の歯科医学も、実に狭い視点をもった世界である。そのために、歯科の重要な意味を見失ってしまっている。私は、そのような歯科的な世界になじまなかった。その要素はいくつかあるが、その一つは、こうした全人医学観について読んでいて、全人医学的な視点を持っていたからである。

全人医学の本を読むきっかけは私の場合、哲学である。アウシュビッツに捕えられ、『夜と霧』を書いた、二十世紀最大の精神医学者の一人に数えられる、V・E・フランクルに関心を持った理由も、彼の精神医学に流れる実存的思想であった。医学者であり、哲学者であり、その思想が実存的であれば、私には避けて通れぬ道だと言える。

V・E・フランクルの実存思想に関心を持った基本にあるものは、日本の第一次戦後派の実存的な文学を私が読んでいたということである。第一次戦後派の中で、最も影響を受けたのは大岡昇平であったが、椎名麟三、梅崎春生、野間宏、武田泰淳、ほかの戦後派文学を読みふけり、その結果、彼らに共通する戦争体験や実存的思想まで読み進むようになった。その延長で、フランスのサルトルや医学畑のV・E・フランクルも読んだのだった。

歯科の狭い視野の世界になじめないでいた私に、フランクルの精神医学は新鮮だった。そこから古くはヒポクラテスへ、新しくは現代までの全人医学の系譜を読み進んだのである。

全人医学的な見方に共感し、その背景に実存的哲学があり、その視野に広く、文学的視点や発想が身に沁みてしまっていた私は、他の歯科界の人びととはまったく別な光景を見つめてきた。その目に最初に止まったのが歯周病であり、最近では〝退化〟による咬み合わせの不適合である。

私が、既存の歯科的な視野に陥ることを妨げた、もう一つの要素は、私が山村で育ち、虫や鳥、魚などにピッタリ接近して育ったことから身についた、自然を見つめる目があるが、それは後で話そう。

ヒポクラテス以後、全人医学は人間の健康を環境や生活習慣との関係で捉え、医学史の中で常に学ばれ続けてきた。現在でも、ヒポクラテスを振り返りつつ、全人医学を提唱する医家は少数ながら脈々と存在する。

この全人医学が十九世紀に入ってある新たな衝撃をもって注目を集めた。アウシュビッツから生還し、そこでの体験を分析的にまとめた著書『夜と霧――ドイツ強制収容所の体験記録』(霜山徳爾訳、みすず書房)をひっさげて登場した、V・E・フランクルの仕事である。

ヒポクラテスの構想において、切り込みが不足する部分があったとすれば、それはまだ人間の精神分野が十分に見えていない点である。ところが十九世紀に入ると心理学や精神医学が発達し、人間を身体的側面から見るのみではなく、心理面からも把握しようとするようになった。それを象徴するのが、フランクルの登場である。

フランクルは、生命力を支える根源的な力は「意味への意志」であると説明した。意味への意志を見失わない限り、人間はどんな状況の下でも、たとえ強制収容所の中においてでさえ、十分に意味をもって生きられることを示した。それが、世界に衝撃をもって迎えられた。フランクルの精神医学は、ロゴセラピーと名づけられるが、ロゴスとは意味のことであり、ロゴセラピーは「意味療法」と訳してもよいかもしれない。人間は意味を見失った時に狂い、死ぬ。

その見失った意味を再発見させ、整理することにより、精神は回復するというのが、ロゴセラピーである。

　フランクルは人間の実存を、身体次元、心理次元、精神次元の三次元から成ると説明した。精神次元の混乱や崩壊は心理次元の混乱を引き起こし、これは容易に身体次元の混乱を起こす。『夜と霧』においてフランクルは、この視点を、強制収容所という極限状況を生きる人間を観察する中から確立した。ガス室に直面した一個の人間であると同時に、医師としての客観的な目を失わず、自分や仲間の囚人たちを見つめ続けた結果である。

　フランクルは次のようなことを観察していた。仲間の囚人Fは、ある夢を根拠に、自分たちは五月三十日に解放されると信じ、それを支えに生き続けていた。

「この仲間Fが彼の夢について私に語った時、彼はまだ希望に満ちており、彼の夢の声の言ったことは正しいであろうと確信していた。一方、その声によって予言されていた期限はどんどん近づいてきた——そして軍事情勢について収容所に入ってくる情報によれば、戦線が実際五月の中にわれわれを解放してくれる可能性はますます少なくなっていくようであった。すると次の事が起った。五月二九日にFは突然高熱を出して発病した。そして五月三十日——すなわち予言に従えば戦争と苦悩が「彼にとって」終わる日に——Fはひどい譫妄状態に陥り始め、そして終に意識を失った。……五月三十一日に彼は死んだ。彼は発疹チフスで死んだのである」（『夜と霧』より）

「未来を失うと共にそのよりどころを失い、内的に崩壊し身体的にも心理的にも転落した」例を、フランクルは多数見てきたのだった。

自分自身についても彼はじっと観察していた。強制収容所の中で、栄養状態も衛生状態も最悪で、シャツも洗わず、ハミガキもしないのにもかかわらず、皮膚病にもかからず、歯肉は最も美しかったと。生きる意味を見失わない限り、生命力は高い状態を保てると説いている。

ヒポクラテスの環境や生活習慣との関連で見る全人医学観に加え、フランクルは精神領域と生命力との関係を視野に入れ、新しい生命観の視界を拡げたのである。フランクルのこの見方は、十九世紀から現代にかけて、次々に科学的な証明が与えられた。ウィーン大学精神科で、ホッフらの研究者は、患者を催眠状態にして、悲しい感情に誘導したときと、うれしい感情に誘導したときに、採血し、その血清のチフス菌に対する反応を比較した。その結果、悲しい気分のときに比べ、うれしい気分のときの血清は比較にならないほど多くのチフス菌を凝集させることを明らかにした。抵抗力がまったく違うことがわかったのである。

このようにして生命観に、新しい未知の視界が開かれてきた。

新しい生命観のページをひらく

生命に対する見方は、何かが発見されると、それを機に、ページが開かれるように変わる。

西洋医学的に見れば、「医学の父」とも「全人医学の父」とも言われるヒポクラテスがその基礎を体系づけた。その見方はスケールが大きく、深くしっかりした倫理観に根をおろしたものであった。ソクラテス、プラトン、アリストテレスなどの哲学者が活躍した古代ギリシアに生きたヒポクラテスは、哲学的にも優れ、有名な「医師にして哲学者である者は神なり」の言葉を残した。

現代に通じる医学の基本を体系づけたヒポクラテスの仕事は偉大なものであるが、自らの時代的限界もあった。限界とは、医学観の構想が、目に見えるマクロな環境や生活で構成されていた点である。

十九世紀になると、次の二つの大きなものが見えるようになった。細菌学の発達により、細菌と病気の関係が見えるようになったことと、心身医学（Psychosomatic Medicine）の発達によって、生命の営みは身体のみではなく、精神によっても構成されている、という側面が見えるようになったことである。

細菌学ではコッホに代表される研究者によって、結核菌やチフス菌などが次々に発見され、治療や予防法が明らかにされてきた。心身医学の扉を開けたのは何と言ってもフランクルである。生きる力を支える根源的な力は意味への意志であることを、強制収容所の極限状態で見たフランクルの主張は、精神状態が免疫力を左右するという事実を明らかにしてゆく研究に道を開いた。コッホの研究は目に見えない細菌を見えるようにしたことで生命観に新しい一ページを開いた。

フランクルは、顕微鏡によってても見ることのできない、精神の働きを明らかにしていった点で、まったく新しい一ページを開いた。生命観とは、このように、いつでも新しい一ページが用意されていて、それまでだれもがみることのできなかった真実を、曇りない清らかな目で発見した人によってだけ、そのページが開かれてゆくのである。

ところでこの間、歯は一貫して生命観とは無縁の存在として見過ごされてきた。せいぜい歯は生命のもとである食物を食べるのに大切なもの、といった程度に認識されてきた。その歯が、軽視され続けてきた恨みを晴らすかのように、いま、牙をむき始めた。役割を果たすように十分に発達してきた歯列弓とそれを支える顎骨の形態と、姿勢を支える骨格と筋群が、退化によって力を失ったとき、歯という支点がわずかに狂っただけで、人間の体と心のシステムを支える構造が溶けたソフトクリームのように崩れ始めている。

こんな形で歯が真の姿を見せるとは、だれも想像だにできなかった。しかし、このことが、生命観に新しい一ページを開いてくれたことはまちがいない。放置すれば、日本人の民族力が溶解していってしまうような問題が見えてきたのであるから。真摯に根本的な対策を研究し、できることから手をつけていかなければならない。

7章　歯育・食育は元気の源

二〇〇六年に食育基本法もできて、最近、食育という言葉が市民権を得るようになった。お陰で二六年前に始めた「良い歯の会」が、農水省の提唱する「地域に根ざした食育コンクール」で特別賞をいただけるご時世となった。このような法律をつくるようになったということは、最近の若者や子どもの身心の軟弱化や国家の溶解現象に、国としても少々危機感を持つようになったのだろう。政治家も本当に国のことを思うならば、もっと本腰を入れて日本人の再建のために動かなければならない状況になっている。

食育という言葉は、明治の頃、食育、体育、知育、才育、徳育の五育として教育の柱の一つとして使われてきたものだ。その五つの柱はどれも大切なのだが、今どうして食育基本法かと言えば、最近の日本人の身心の劣化に、政治家も注目せざるを得なくなっているのだと思う。農水省が主催する「日本食育フェア」に、私たち「良い歯の会」が要請されて出展した初めの頃、会場に参加者はまばらであった。ところが第三回（二〇〇六年度）の食育フェアには、小泉首相や亀井農水大臣も来場し、会場の国際フォーラムは二万七千人の参加者で、身動きも難しいような混雑となった。この気運が空振りではなく、腰の入った、実のあるものになって欲しいが、そのためには、現在進行しつつある「退化」の現実をよく理解してもらいたいと思っている。現代日本人を襲っている「退化」を、根本的に克服する認識と生活を再建しなければ、日本は本当に沈没してゆくしかない。この章では、「退化」を乗り越えるために、その原因と具体的な対策を探ってみたい。

「退化」という新しい病いに抗する歯育

食育の思想は非常に重要なものであるが、私は現在の食育に、一つの弱点があると思っている。栄養のバランスを考えたり、安全で地域で採れる食材を十分に活用するとか、それぞれ大切なことだが、どんなに栄養バランスがよくても、安全な食品でも、軟らかければ何も始まらない。

東京大学の人類学の教授であった鈴木尚氏は、徳川家の将軍の歯と骨を研究し、次第に軟食をする傾向が強まるにつれ、代々の頭骨、顎骨、歯列が退化していったことを明らかにしている。徳川将軍は、添加物などない、純正自然食品を食べていたが、軟らかければ結果はダメだったのだ。頭は縦に細長く、顎は細くなり、歯列は狭小化し、咬み合わせは悪くなり、体調も悪くなっていった。軟食をしていたので、咬むことによってできる、歯の咬耗がほとんどないことも明らかにしている。

他方、昭和一九年生れの私の世代を見ると、食糧不足で満足なものも食べられず、栄養状態は不良であったが、みんな歯列は良く、栄養失調で育ったにもかかわらず馬力も耐久力もあり、年齢の割に元気だ。私たちが育つ頃は、本当に硬い物を食べた。冬の保存食の乾燥した栗や芋は、石のように硬かった。干し柿も今のようにソフトではなく、歯が欠けるのではないかと思うほど硬かったが、それをよく咬んで食べた。栄養バランスは明らかに不良であるが、徳川の将軍よりもずっと丈夫な顎と歯列に成長したことは何を示しているだろうか。一番大切なのは、硬い、ということである。もちろん栄養も大切であるが、硬くなければ、体は弱くなるのだ。極論すれば、栄養バランスよりも、硬いということのほうが、丈夫な体を育てるのにはずっと大切だと言える。

よく咬んで食べることが大切だということはだれでも知っている。家族の食事を作る人も、学校や会社などの栄養士も、そんなことは知らない人はいない。ところが現実には軟らかいメニューばかりであることが、私には気にかかっている。なぜそうなってしまうのかと言えば、学校では給食に硬い料理を出すと残されるので、軟らかい物好みの子どもに合わせて軟らかいメニューにしてしまう。家庭でも家族の好きな、とろけるように軟らかいメニューが主流となってしまう。ここに問題があるのだ。日本では、安易なほうに、努力しないで済むほうに、弱いほうに合わせてやるのが優しさだと錯覚していると思う。より健康で強くなるように指導することこそ、本当の優しさなのだということを思い返す必要がある。軟らかい物を与え、弱い子に育てることが本当の愛情かどうか、考え直してみよう。

ヨーロッパで、パンや肉を食べると、日本と比べてずっと硬い。日本人が食べると、顎が疲れるほど硬いパンだ。日本のパンはモチモチしていて軟らかく、ほとんど咬まないでも飲み込める。日本でヨーロッパと同じ硬さの肉を売ったら、きっと不評で売れないだろう。それほど日本の食べ物は軟らかくなっていることに気づいて欲しい。軟らかいほうへ、楽なほうへと甘やかしていった結果が、食にも出ているのである。後で述べるが、モンゴルで食べる肉はとても硬くて、百回近く咬まないと飲み込めない。

咬みしめる力を安定して受け止める形態のU字型か、せめてP型（放物線型）の歯列をもっている人は、苦痛な全身的症状がほとんどない。肩こりさえもない人が多い。よく咬んで育った人は、体の骨格や筋肉もしっかりしているので、歯を失ったり、悪い咬み合わせの補綴物をかぶせられたりした場合でも、あまり重い症状は出ない。しっかり咬みしめて食事をすると、咬むたびに全身に負荷がかかり、しっかりした体ができ上がるのである。

歯が正しく萌出しているケースでは、あの不思議な身心の不快症状がほとんど見られないのであるから、私たちが食育を通して、第一に重視すべきは、健全な歯を完成させる食事の仕方、つまり歯育であると私は考えている。あえて食育の前に歯育をくっつけ、歯育・食育と記している理由である。

現在の日本を建設してきた力になったとされる団塊の世代の人びとも、この世代までは健全な歯列弓をし、正しい咬合をしている人がほとんどである。この人たちが育った頃には、まだ日本の食べ物はそんなに軟らかくなかったのだ。栄養状態から言えば、最近の若者より栄養不足があったと思う。しかし結果的には、健全な歯列弓、咬み合わせ、顎や顔形をしていて、体形も中肉中背、ずんぐり形である。この日本人的な顔形、体形をあまり急激に崩してはいけないのだと思う。団塊の世代の人までの日本人は、がむしゃらに働いてきたが、元気な人が多い。私たちが子どもの頃、ろくに食べる物もなく空腹であったが、暗くなるまで遊びまわった。遅くまで遊び、危険な遊びをして怒られることが一般的で、部屋の中でグズグズしていて、「外で遊べ」と怒られることはあまりなかった。おいしい物も食べずに育ったが、元気に働き、年をとっても、最近の若者のような不調には陥らない。歯育こそ、元気の源であることに注目すべきである。

私たちの子どもの頃の食の事情がどんなものであったか、参考のために少し話しておこう。小学生の頃、お弁当を持って行くのだが、私などはまだご飯が詰まっていたので良いほうだったが、おかずはタクアンか梅干程度だった。魚や肉などあろうはずがない。冬にはよく餅が入っていた。醬油を付け、焼いただけの餅と、タクアンが入っていた。海苔は巻いていない。餅は冷えると固くなるので、みんなダルマストーブの下にお弁当を並べておくのだ。すると、お昼に軟らかく食べられるが、温められると教室中にタクアンの臭いがした。

中学生の頃には部分給食で、脱脂粉乳や、味噌汁がつき、ご飯だけ持参するようになった。その頃は、かなり食糧事情も改善されてきていたが、まだときどき、お弁当を持ってくることもできない子がいたものである。お弁当のない子は、お昼の時間になると、そっと姿を消し、いなくなった。クラス対抗のバスケットの試合があり、私たちのクラスは強かったのだが、あっさり負けてしまった。シュートの上手なN君の動きが悪く、少しも決まらない。後で、そう言えばお昼のとき、N君がいなかった、腹がすいていたんだなあ、と友だちと話し合ったのを覚えている。

その私の世代は六十三歳であるが、本当に皆んな元気だ。元気に生きるための基本をしっかりと認識したいものである。

食育という言葉は、単に栄養学的に、バランスの良い食事をして丈夫な体を育てるように、というだけの内容ではなく、食の作法や感謝の気持ち、正しい姿勢でよく咬んで食べるなど、精神的な内容を合わせ持つ日本的な精神性を持った言葉である。エサを食べる感覚のアメリカ的食事感などと比べものにならない、高い世界を有するものなのだ。感謝の気持ちを持ち、正しい姿勢で、口を閉じて、よく咬んで残さず食べるように、子どもの頃よく言われたが、そこには身体的姿勢ばかりではなく、精神的姿勢についてあるべき姿が指し示されている。努力も求められるもので、易きに流れることを戒め、高く美しい方向に導こうとする教育的内容に満ちている。

日本の食事に、このような修養的な精神性が育まれたのは、神仏や武道と関係しながら日本食が発達してきたことと深い関係がある。縄文、弥生時代の食は、山の幸、海の幸をそのまま食べるか、火を通して食べる程度であった。その後、神（天皇）に供する食、七世紀の天武天皇の頃になると仏教伝来とともに仏に供する食などが発達した。神仏に供する食は手づかみではいけないので箸の作法や調理の作法が整えられ、食器も発達した。その後、神仏事、神官や僧、その修行者の食と裾野を広め、修養性の高い日本の食が仏壇、神棚のある民家にまで普及したのである。

姿勢を正し、口を閉じ、よく咬んで食べる、このような極めて修養的な精神が、食育の背景に流れていて、これは体育、徳育、智育などの基本として、日本人の身心の育成に、良い影響を与えてきたことを思い出したい。これを知れば、子どもの好みに合わせて、軟らかいメニューに流れることは食育に反するということがわかるはずだ。努力を求め、教育をし、正しい方向に育てることが、社会の役割なのである。

よく咬むことを求め、厳しく指導し、家庭や学校でのメニューも考え直せば、食育を通して歯育は達せられる。子どもたちの多くがG型（瓢箪型）歯列に退化し、身心の力を失い、苦痛の海に沈む事態から脱却できるのである。

何を、どのように、何回咬むか

使わないものはダメになる、これが生物の掟である。病気で一週間寝ていれば、あっという間に脚の筋肉が細ることはだれでも知っている。階段を上がる力も弱くなる。逆に一週間山歩きや階段登りをすれば、またすぐに脚の筋肉は強化される。これを長く続けると進化にもなり、退化にもなる。

歯は咬まなければ育たない。モンゴルの人たちやマサイ族の調査をしてみたが、彼らが食べる肉は、一口百回前後咬まなければ飲み込めないほど硬い。一口百回は咬んでいるのだ。このように強く、何回も咬み続けると、歯はどんどん背丈高く、直立して萌出《ほうしゅつ》してくる。その咬合力に耐えられるように、顎の骨も太く、大きくなり、力を安定して受け止められるU字型歯列弓が形成される。

このとき知っておきたいのは、咬む力と、全身の力の関係のことだ。強く咬めば、全身の筋肉に力が入る。逆に、全身の筋肉に力を込めれば、歯も強く咬みしめている。それに伴って筋肉や骨格も発達する、そういう関係にあるのだ。

歯を育てるためには、よく咬む食事が不可欠だが、現在、多くの人が、硬い物をよく咬む食事の大切さはわかるが、それを実践するのは難しいと考えているようだ。易きに流れることに馴れきってしまうと、そう考えるようになる。しかし、易きに流れることは良いことばかりではないし、決定的に困った結果を生むこともある。易きに妥協する思想は、自分が固有の自分であることを捨てたものだ。時流に流されず、自分の脳や感覚で、良し悪しを考える人こそ、人間が人間である根拠なのである。

人間的に考える人が人間的な生き方をする、人間的な体と心、つまり健康とは、いかに人間的に生きたかの結果であるに過ぎないと考えるべきだ。

よく咬む食事を習慣にするためには、毎日、食事を通して、よく子どもを教育することが大切である。平凡な教育でよい。

「よく咬んでね」

「いっぱい咬むと丈夫になるからね」

「咬めば咬むほど頭がよくなるからね」

「咬まないと弱い子になってしまうよ」

「好き嫌いはだめよ」

「お口を閉じて、よく咬もうね」

「ちゃんとお座りして、上手に食べようね」

毎日、バックグラウンドミュージックのように、子どものためを思って家族が言う言葉は、ちゃんと子どもの脳にインプットされてゆく。すぐに効果を期待しなくてよい。毎日の営みが、子どもの骨の髄まで滲《し》み込んでゆくのだ。

教育や躾《しつけ》は、あまり重く考えず、毎日、平凡に、日常の営みとしておこなえば、自然に滲み渡ってゆく。A教の家庭で育った子どもはA教になり、B教の家庭で育った子どもはたいていB教になる。そういう人間の属性を私は好きではないが、天皇陛下万歳の時代の大衆はみんな一様に天皇陛下万歳になり、毛沢東万歳の国ではみんなそうなる。キリスト教を信じる国もあればイスラム教を信じる国もある。だから、習慣づければ、あまり難しいことではないことに気づくべきなのだ。一方、次のことにも気づくべきである。多くの人が、硬い物を咬む食習慣をつけることが難しいと考えていることは、軟食文化、軟派文化、安易文化にドップリつかり、洗脳されてしまっていることを物語っている。だれが大衆をそのように教育してしまっているか、に思いを馳せ、気づくべきである。

まず毎日、平凡に言って聞かせ、そのようなメニューを出せばよい。日常がイコールそのまま人となる。

主食

●何を食べるか

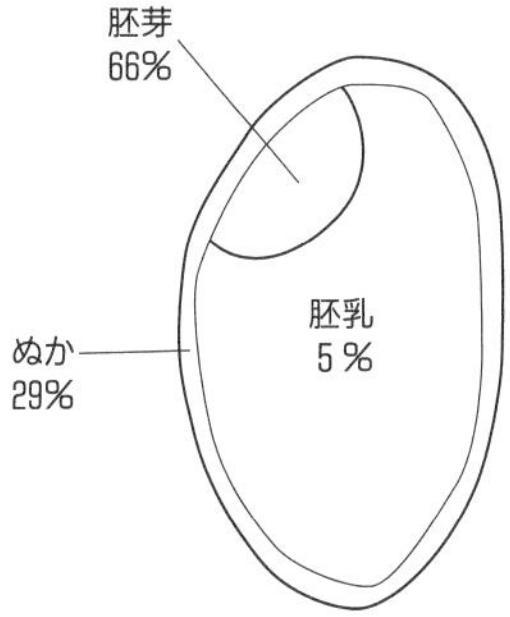

図6　玄米中のビタミンB_1の分布。白米にすると5%しか残らない。

まず主食が大切だ。世界的には穀物を完全精白しないのが普通だ。玄米、一分~三分搗《づ》き米などに麦、雑穀などを混ぜてもよい。白米にすると、米の表層の糠《ぬか》の部分に多く含まれるビタミンB群、食物繊維など、大切な部分を図6(玄米中のビタミンB_1分布)のように、ほとんどすべて失ってしまう。白米を食べて脚気になった昔の日本人の例は有名だ。だから世界の国々は、穀物を完全精白しないで食べる習慣をもっていて、法律で分搗き規制をしている国（英国）もある。

精白すると軟らかくなる点も大問題で、玄米だと五〇～七〇回咬まなければならない米が、白飯だと十回で十分に飲み込めてしまう。日本人の白米好きが、日本人を軟食好きにし、顎を退化させる犯人になっている可能性もある。日本人が食べるジャポニカ米も、インディカ米に比べてかなり軟らかく、顎の発達という点ではハンデとなっている。

パンを主食とする場合も、未精白粉を用いた、硬いパンが望ましい。日本のパンは完全精白した粉を軟らかく焼き上げてあり、綿のようで風味がない。それに香料・乳化剤などを添加し、味や香りを加えているので、パン屋の前を通ると、人工的な強い香りで気分が悪くなる。ヨーロッパのパン屋の前の香りはまったく違う。穀物が焼けて香る、厚みがあってゆったりした香りだ。もちろん未精白粉で焼いたパンのほうがビタミンB群も多く、胚芽を残してあるので、タンパク質、脂肪などの栄養も多い。第一、咬めば咬むほど風味が出て、本当においしい。自然が恵むいのちの食とはこのことだと感動する。

日本のパンとヨーロッパのパン（日本で本物志向のパン屋さんが焼いている未精白パンでもよい）を食べ比べ、何回咬めば飲み込めたか比較してみていただきたい。日本人の軟食傾向がいかに世界の水準からはずれているか、よくわかる。

ご飯に、麦、アワ、ヒエなどの雑穀を炊き込むのも好ましい。雑穀にはビタミン、ミネラルも多く、長寿地域ほど雑穀を食べているという研究もある。

西洋人に比べ、日本人は穀物をしっかり食べる必要があることも知っておいていただきたい。副食ばかり多く、主食を少ししか食べない子どもが増えているが、それが日本人固有の形質、能力を弱めることにつながっている。体は大きくなるが、耐久力に欠ける体になると、私は観察している。

おすすめ、具だくさん味噌汁

未精白米を第一の基本とし、第二の基本に具だくさん味噌汁を一杯、よく咬んで食べれば、これだけでも済むほど、価値は大きい。

作り方は、だしにニボシ、昆布、干ししいたけを用い、できれば冷たい水に前日の夜、これらのだし材を入れ、一夜置くと、感動するほどおいしいダシが出る。

次にジャガイモ、ニンジンの根菜を必ず入れて煮る。軟らかくなる頃、ダイコン、ナス、ネギ、玉ネギ等の季節の野菜を何種類か入れる。小松菜は特に入れたい。軟らかくなった頃、火を弱め、味噌を溶いて入れ、やや火を強めて、煮立つ前に出来上がりにする。具の量は写真23の程度、たっぷり入れると、おいしく、栄養満点とな

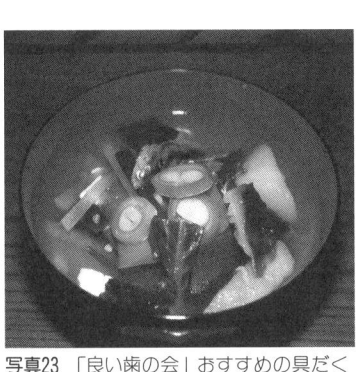

写真23　「良い歯の会」おすすめの具だくさん味噌汁。これくらいの具を入れるとおいしく、栄養バランスが抜群になる。

る。ニボシの代わりに焼きアゴ（トビウオ）を用いてもおいしい。

だし材は引き上げず、一緒に食べる。これだけ、小魚、昆布、干ししいたけ、根菜、葉菜が入っていると、素晴らしいだしが出るし、よく咬んで食べる必要がある。

具だくさん味噌汁一杯を、栄養分析すると表4のように豊かな、バランスのよい栄養が摂取できる。

野菜、海藻、小魚、干ししいたけ、味噌（大豆製品）が一度に摂れ、三十歳代男性の一日の所要量に対し、食物繊維は四分の一、カルシウムは三分の一、鉄は四分の一、ビタミンAは二分の一、ビタミンCは三分の二も摂れてしまう。未精白米のご飯からも、ビタミンB群、繊維、タンパク質、脂肪などがかなり摂れるので、未精白米一杯と、具だくさん味噌汁一杯で、十分に元気を得ら

表4　具だくさん味噌汁一杯の栄養分析。
バランスよく、たくさんの栄養素が摂れる。特に、ビタミン類、ミネラル類、食物繊維が豊富だ。

栄養素	所要量	みそ汁1杯の分析結果
エネルギー(Kcal)	2450	85
タンパク質(g)	70	7.5
脂質(g)	60	1
食物繊維(g)	20	4.5
カルシウム(mg)	600	218
鉄(mg)	10	2.7
ビタミンA(IU)	2000	834
ビタミンB_1(mg)	1.0	0.1
ビタミンB_2(mg)	1.3	0.2
ビタミンC(mg)	50	32

■所要量は30歳代男性の数値

れるのだ。

その他のおかずで調整

主食と具だくさん味噌汁だけではやや不足気味になるのが、タンパク質、脂質である。その分を、納豆とか、魚などを一品加える程度で、ほぼ大丈夫だ。私はその他に小松菜などのおひたしにすりゴマをかけたものを必ず食べる。あとは、そのときの都合や気分で適当に加えればよい。配慮したい点は、魚ならば目刺しや小アジのように、咬まなければならない食材を必ず加えることだ。タクアンやキンピラゴボウなどもよく咬む食品の一つだ。必ずよく咬むおかずをメニューに加えることが大切だ。

子どものおやつ

おやつには硬いものがたくさんある。スルメイカ、干しいも、干し柿、堅焼きせんべい、炒り豆、トウモロコシ、ピーナッツ、リンゴ、コンブなどはだれでも自然によく咬む食品だ。ぜひ頻度高く与えたい。

反対に、プリン、アイスクリーム、カステラのようなものは少なくしたい。カップヌードル類、ハンバーガーはできるだけ避けたい。

●どのように食べるか

毎日の食事は、手をかけなくても、前述の基本に沿ったものにしたい。子どもが、自分に必要な量やバランスを体で覚えてゆくために、できれば各人別々の皿に盛り分けるのが望ましい。

料理の番組や雑誌を見ると、いかに食べやすい大きさに切り、軟らかくするかがポイントにされているが、私は、肉や野菜なども、やや大きめに切ったほうが、咬む回数がずっと増えてよいと考えている。それから肉や野菜なども、硬い部分を取り除かず、たとえばキャベツの葉柄なども使うようにアドバイスしている。煮たり炒めたりも、あまり軟らかく炒めず、やや浅目にすると硬さが残り、よく咬むようになるし、食材の味も残る。

それから大切なことは、家族が一緒に楽しく食べることだ。ここで教育の機会が作られる。いつも家族の健康を願う立場から、愛情をもって、日常的で平凡に、食育すればよいのである。

- ●残さず食べるように（必ず分量を考えて盛る）
- ●好き嫌いはいけない
- ●正しい姿勢で食べよう
- ●口を閉じて、食べこぼさずに
- ●よく咬んで食べなさい

こうしたことを必要に応じて教えながら食べれば、それが食育となる。残さず食べることによって、自分に必要な量やバランスを身につけることができる。だから、理由のある、ちょうどよい量を盛り分けることが大切だ。

好き嫌いは体によくないだけではなく、社会生活で決定的に不利なことも教えるべきだ。食事会や旅行を計画するときも、好き嫌いのある人は誘われなくなる。なま物が嫌いな人があれば、おいしい寿司を食べに行こうというとき、声をかけられない。第一、みんなでおいしい、おいしいと食事をして楽しむとき、私はこれが嫌いという人がいれば、折角の雰囲気が壊れてしまう。そうして声がかからないことによって、多くのチャンスを失う。

私が見てきた限り、好き嫌いを言う人は、育った家庭の雰囲気、特に親が幼稚なケースが多いので、そのような評価もされるかもしれない。

私は子どもの頃、好きだった伯父がいて、よく言われた。その伯父は外国にもよく行って、当時としては馴れない物も食べたらしい。

「食べたことがない物でも、人がおいしいって食べる物は、おいしいに違いないと思って食べてみると、みんなおいしいものだ」

彼から私は多くのことを教えられた。

「人がおもしろいって言うことは、おもしろいに違いないと思ってトライしてみると、みんなおもしろい」

「若いうちに木を植えろ。後で植えても追いつかない。年数を経た木だけが立派だ」

知らない文化や言葉に接し、学んでゆく態度について、飲みながら、酔っ払った伯父は言ったものだ。

「言葉の通じない国に行っても、まったく問題はない。酒が飲みたくなったら、ババア、酒持ってこいと言えば、ちゃんと酒が出てくる」

ものすごく繊細で、同時に大物だった。人の家に招待され、酔っ払った伯父を見ていたが、次の朝、

「あの家の嫁さんはよくできる。障子の桟にホコリがない」

あんなに酔っ払っていても、漏らすことなく見ているのだ。

脱線したが教育とは日常の中での何気ない、しかし本当のことを指摘する言葉の積み重ねによって成るのだと思う。

正しい姿勢で食べることがなぜそんなに大切かと言えば、猫背の姿勢では奥歯がきちんと咬み合わないからだ。顎を引き、背を起こした姿勢で、上下の奥歯が咬み合い、力を入れることができる。

「姿勢を正せ、歯を食いしばれ」

という号令には意味があるのだ。

口を閉じて食べることにも大切な意味がある。口を閉じるには口輪筋などの筋肉に力が入らなければならない。口の前方の筋肉がゆるんだままだと、口を開けたポッカリ口になってしまう。徳川十四代将軍家茂は、その結果、写真24のような開咬となり、全身症状に苦しみ、二十一歳で死んだ。写真25は日本の若者の例だが、家茂と同じような咬み合わせの若者が激増していて、彼らはみんな頭痛、肩コリをはじめとする症状に苦しみ、体力・気力ともに落ちている。

口を閉じて食事をすることは、このように重要な意味がある。

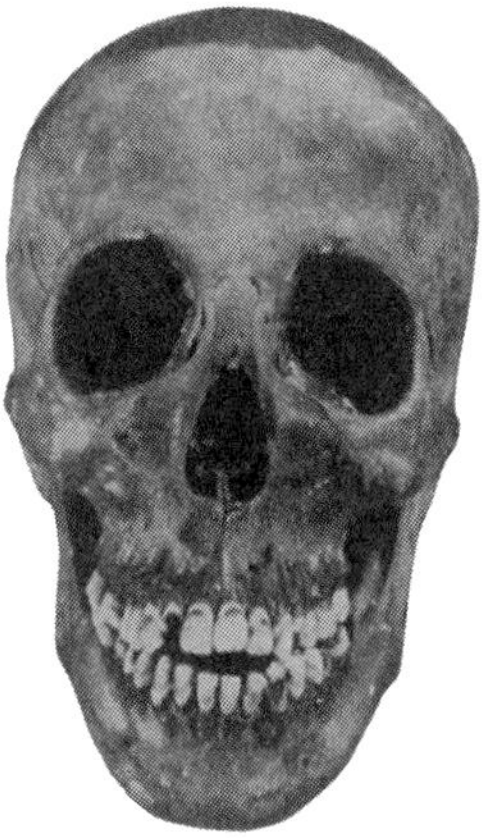

写真24　徳川14代将軍家茂。前歯部がオープンバイトだ。この咬み合わせだと、臼歯に異常な力がかかり、激しい頭痛をはじめとする症状が出る。頭骨も細長い退化型。（出典『骨は語る――徳川将軍・大名家の人びと』鈴木尚著　東京大学出版会）

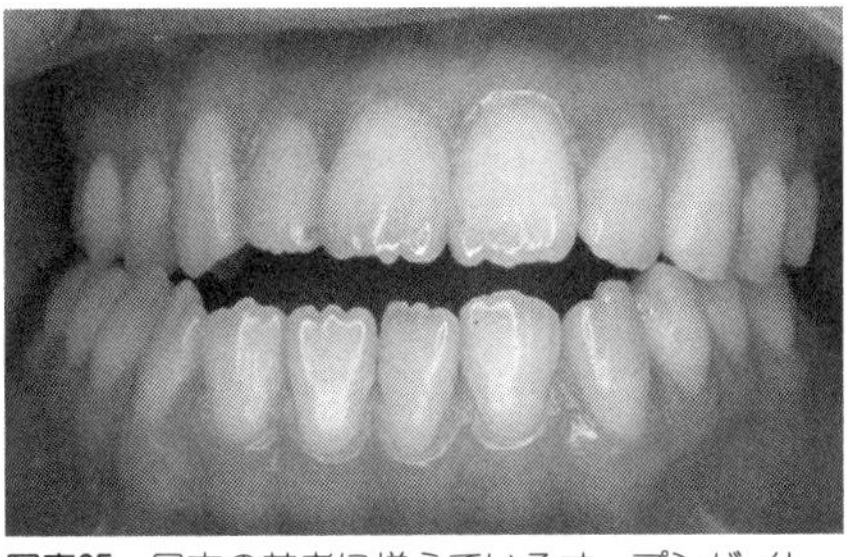

写真25　日本の若者に増えているオープンバイト。全例に強い不快症状が見られる。

「よく咬んで食べなさい」ということの大切さは繰り返すまでもない。昔は、どの家庭でも、「正しい姿勢で、お口を閉じて、好き嫌いなく、よく咬んで、残さずに食べなさい」と、繰り返し躾けられていた。現在、同じことを言うと、時代遅れな古い人、などと白い目で見られてしまう。社会がこのように〝退化〟した結果が、個人の体や心の〝退化〟という結果をもたらしている、というのが私の見方である。

●何回咬むか

もともと人間は一口何回くらい咬み、一食何回、一日に何回咬んでいたのだろうか。地域によって食べ物が異なり、時代によって食べ方が異なるので、それぞれで違いがあるが、肉食地域に比べると、日本人はやや軟らかいものを食べていた地域である。日本人は肉より魚を多く食べるが、肉に比べ、魚はどのように料理してもずっと軟らかい。現在でもモンゴル人やマサイ族の食べている肉は、私が食べると一口一〇〇回前後咬まないと飲み込めない。

徳川家康は一口四八回咬んだと言われ、咬む回数が多いほうで、目標にされるが、それでも現在のモンゴル人に比べると半分である。徳川家康は歴代将軍の中でも知力・体力ともに優れていたといわれている。体を鍛え、粗食を常とし、健康に十分注意して天下取りを狙っていたことは、有名な健康十訓でもわかる。健康十訓は、一口四八回咬む、から始まる。麦飯と豆味噌を常食し、粗食でよく咬んで食べ、七十八歳まで生き、最後は六十六歳まで子どもをつくった。

家康は徳川将軍の中では顔形も最も四角く、縦に短い日本人型であることから、最もよく咬んだ将軍だったろう。十四代家茂、十五代慶喜の顔形は縦に長く、下顎が細い退化型で、どんどん軟食化していった証明である。その家康が四八回であったのだから、日本人はもともと軟食傾向なのである。現代の日本人は、ほとんど咬んだ形跡のない歯をしているが一体、一口何回咬んでいるのか。

●モンゴル遊牧民　一口一〇〇回
●徳川家康　一口　四八回
●現代日本人の目標として言われる回数　一口　三〇回
●一般的な若者　一口　一〇回
●若者が即席メンを食べるとき　一口三～五回

結局、食べ物が変われば咬む回数も変わってしまうのだから、やはり何を食べるべきかを考えなくてはならない。私たちが食物を咬み、飲み込むとき、まだ咬まないといけないか、もう飲み込んでよいかは、脳が監視している。硬い赤飯を五回くらい咬んだところで、そこで飲み込んだら胃がやられる、と脳が監視していて、もう少し咬ませる。そして無事に食道を通過し、胃が受け入れ可能な状態に咬まれたとき、飲み込みサインが出る。硬いパンを、あまりよく咬まずに飲み込めば、食道にひっかかり、胃も痛くなるから、脳が監視していて、もっと咬め、とサインを出すのだ。反対に、プリンを三〇回咬め、と言っても、すぐに飲み込みサインは出てしまう。ヨーグルトを三〇回咬めと言っても難しい。ドロドロになり、勝手に飲み込まれていってしまう。もうオーケーと、飲み込みサインが出てしまうからだ。つまり、食事のメニューを研究すれば、それだけで自然に相当に良く咬むようになる。その上で少し自覚し、正しい姿勢で口を閉じ、よく咬むように心がければよい。

現代の日本で、食について指導的な人が目標にかかげる、一口の咬む回数は三〇回、というのが目立つ。五〇回という人もいるが、私が試してみると、食べ物を選べば、自然に一口三〇回以上に達するものは結構ある。主食としては玄米飯、一分搗き米飯、赤飯、各種おこわ、玄米餅、未精白粉パン、栗ご飯などがある。具だくさん味噌汁も、特にエノキ、シメジ、マイタケなどのキノコ類でも加えると五〇回くらい咬まなければならなくなる。

野菜は、小松菜や油菜のおひたし、野菜炒めなど、やはり三〇回から五〇回は咬まなければならない料理がいくらでもある。キャベツ、ニンジン、エノキ、豚肉の炒め物を食べてみると、何回も咬まなければ胃を悪くするからよくわかる。漬物も、よく咬まなければならないものばかりだ。タクアン、白菜漬、野沢菜漬、高菜漬、ゴボウの味噌漬など、やはりみんな五〇回以上咬まないと咽を通らない。ゴボウ、レンコンなどはキンピラにしても、煮物にしても、けんちん汁にしても、よく咬む料理だ。キャベツ、ニンジン、ダイコンなどの生野菜もかなり咬む食べ物だ。

タコ、イカ、ホタテなどを使った料理、海草料理にも、よく咬むものが多い。タコの燻製、酢ダコ、サキイカ、松前漬、干し貝柱、コブ巻きなど、多くのものがある。魚貝類の干物も硬い。

大根や里芋の葉や茎などを干すと、煮物にしても歯ごたえがある。

おやつに食べるトウモロコシ、乾燥芋、堅焼きせんべいなど、おやつも選べばかなり硬いものにすることができる。

自分で実際にいろいろなものを回数を数えながら食べてみて、私はやはり一口五〇回は必要だろうと思う。一口三〇回で大丈夫な料理は、私が食べる料理の中では少数派だ。徳川家康が四八回を目標にしたなら、せめてそれ以上の五〇回以上咬むように心がけよう。

神奈川歯科大学の斎藤滋教授が再現した、日本の各時代のメニューによって、食事に要した咬む回数と時間を比べてみよう（表5）。弥生時代には五一分かけて三九九〇回咬んでいたのが、現代では十一分、六二〇回となっている。だが、斎藤教授がこのデータを出したのは約十五年も前である。今の、歯に咬耗のない若者たちの場合にはさらに咬まなくなり、半減し、五分、三〇〇回以下になっていると思われる。

咬むことが、体と心に力を与え、生きる力の源になることを理解し、自然な硬い食物を選び、

表5　復元食メニューと噛んだ回数・食事時間
（『噛まない子は本当にだめになる』（斎藤　滋）より）

時代	復元食のメニュー
卑弥呼 （弥生時代）	ハマグリの潮汁、アユの塩焼き、長芋の煮物、カワハギの干物、ノビル、クルミ、クリ、もち玄米のおこわなど
紫式部 （平安時代）	ブリとアワビの煮物、カブ汁、大根のもろみ漬け、ご飯
源頼朝 （鎌倉時代）	イワシの丸干し、梅干し、里芋とワカメのみそ汁、玄米のおこわ
徳川家康 （江戸初代）	ハマグリの塩蒸し，里芋とゴボウなどの煮物，タイの焼き物、カブのみそ汁、納豆、麦飯
徳川家定 （江戸13代）	かまぼこ、白身魚の吸い物、カレイの煮物、カブとウリの漬物、とうふのみそ汁、ご飯
戦前（昭和10年ごろの庶民）	大豆のみそいため、たくあん、野菜のみそ汁、ニンジンと大根などの煮物、麦飯
現代	コーンスープ、ハンバーグ、スパゲッティ、ポテトサラダ、プリン、パン

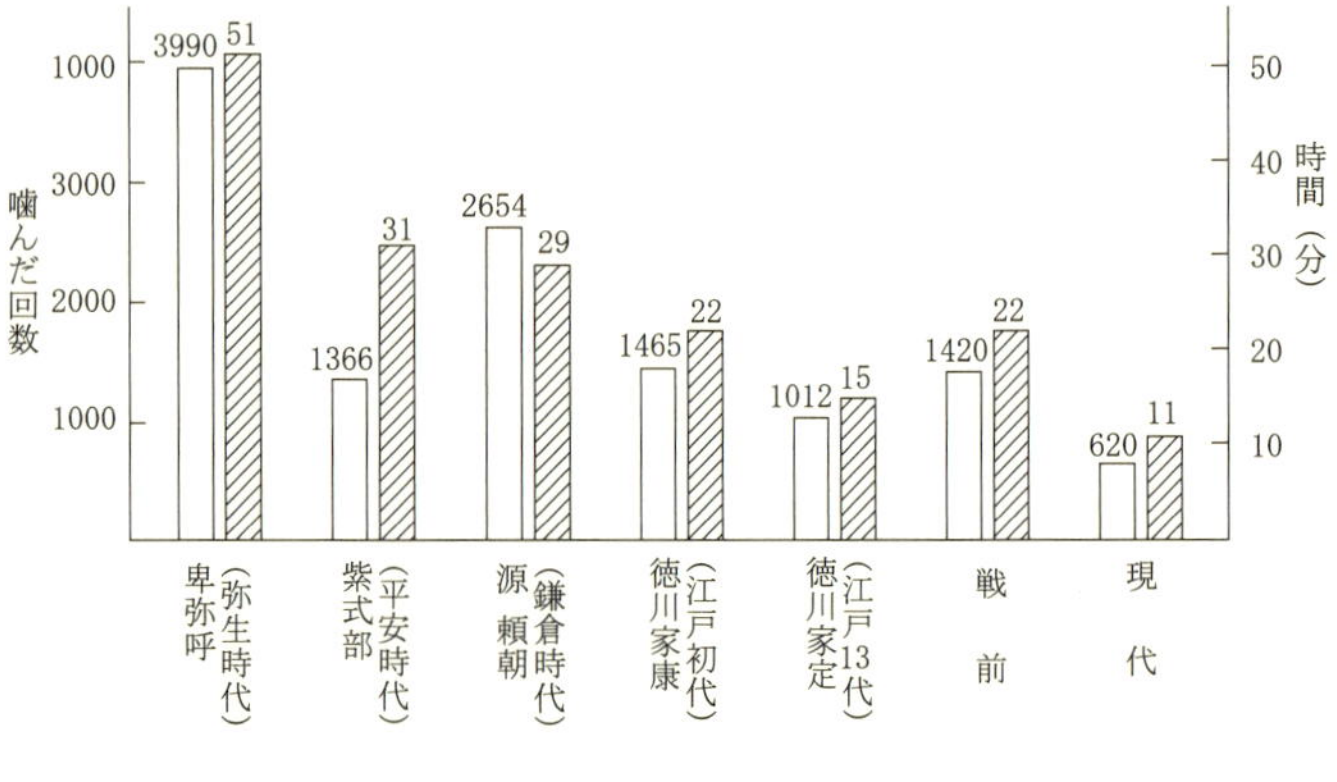

よく咬み、味わって食事をしていただきたい。

「良い歯の会」二六年の実績から学ぶ歯育・食育

私が「良い歯の会」を始めたのは、一九八一年七月で、その後毎月、第二土曜日の午後に定例会を開き続けて二〇〇七年で満二六年となった。定例会が三一二回、そのほか地域のグループなどで頼まれ、出かけて行って開いた会が三九九回、延べ五万七千人の人がこの会を利用した。それが評価され、二〇〇六年は農水省の食育コンクールで特別賞をいただいた。

この会を始めた理由は後で述べるが、参加した人たちがこの会から学んだものはもちろん大きいものだ。しかし同時に、私も多くのものを学ぶことができた。参加した人たちの多くから、健康になった、歯周病が治った、良い歯の子どもに育った、難病が治ったという感謝が寄せられているが、私が身にしみて理解できたのは次の四点だ。

①食の改善は健康の絶対条件――食の改善は、病気の回復や健康向上に予想以上に効果がある。治療や予防、健康づくりには決定的な影響があり、これを避けては考えられない。

②本物の食だけがいのちの食――本物の食とは何か、よくわかった。化学肥料で栽培された農産物や添加物の多い食品は生命を強化する力は弱く、害も大きい。特に弱い人は敏感に反応するので注意が必要である。

③生き方の発見に支えられない食生活の改善はあり得ない——食の改善は、定着させるのがかなり難しい。生命観や生き方の発見に支えられない食生活の改善は、成功しない。千の知識、万の知識も人を変えず、したがって食生活の改善もない。たった一つの発見が生き方を変え、食を変える。人は認識の程度に病み、認識の程度に治ると言えるので、「良い歯の会」は、生き方を発見する場でなくてはならない。知識を広める場ではなく、哲学的な場であるべきだ。

④文化が崩れた程度に食も崩れる——食材は、生産、加工、流通のすべての過程で品質が左右される。消費者も、その過程で可能な食材しか入手できない。また人はその時代の文化、美意識、価値観などに左右された食生活をおこなうので、結局、社会や文化がよくならないと良好な食生活は国民に定着しない。

私はこれらのことを教えられ、健康な日本人を支える基本をつくるために、いろいろな分野の仕事に携わる人びとが共同のテーブルにつき、協力することが必要であることも訴えてきた。「良い歯の会」の新聞「いのち」に医農智の文字を当てているのも、そのような考え方を象徴するためである。

以上の四つの点を学び、私は農業や食品関係者、教育関係者、環境保護関係者、出版やマスコミ関係者とも常に理解と協力関係を築きながら、一つの運動体と心得て「良い歯の会」を続けてきた。周囲がみんな悪い状況で、一人だけ良好な食生活を続けるのはとても難しい。戦後日本の崩れゆく食文化に抗して、大げさに言えば世直し的な状況の改善を念頭に置きながら、この運動を続けてきたのである。運動の内容には、食生活改善のみではなく、農業や食品、環境、文化、教育、そして医療改革も含まれる。

毎月第二土曜日、一回も休まず、二十六年間、ボランティアで定例会を続け、外部講演も続け、ほかにときどき大きな食育フェアや特別講演会なども続けてくると、相当地域に根も張り、多くの結果も出てきている。歯周病やアトピー、花粉症が治った、エリテマトーデスが治った、健康になった、学校の成績が上がった、などのほか、美しい歯をした子どもたちがたくさん出現したのである。

歯も体もこんなに元気な家族が育って

「良い歯の会」では、適度な運動や精神のセルフコントロールの大切さなど、いろいろな問題に力を入れているが、最も力を入れているのは食生活の改善である。栄養バランス、生命が求める本物の食べ物とはなにか、よく咬んで食べることの大切さなどを話したり、実際に試食会も毎回おこなっている。その結果、次に示すような子どもたちが続々育っている。

私は、若い女性の理解の程度が、子どもの健康に決定的な影響を与える実例をたくさん見てきた。父親に役割がないとは思わないが、特に幼児期の成長は、母親の理解力の範囲内でおこなわれる。母親の頭の中の世界が素晴らしければ、美しい歯と丈夫な体の子が育つケースがほとんどだし、母親の理解がダメならば、子どもの歯も体もダメになる。

もう一つ実感することは、幼くとも子どもは決してバカではない、ということだ。大人よりも素直で、感覚もフレッシュだから、「良い歯の会」に出た後を見ていると、子どものほうがずっとよく理解し、実行してくれる。子どもにはまっすぐに、きちんと話すべきである。大人はそれなりにでき上がった考えや感覚があったり、それが単なる先入観や誤った考えでも、プライドもあって、素直に改善できないケースも多い。話はわかるが、やっぱり白米が食べたい、ということになる人はたくさん見られる。

また、子どもを育てる環境として、家族の考え方、生活の仕方は非常に大きな影響力を持つので、家族のなかで一人だけ、たとえば母親だけが勉強しても、限界がある。父親が、もっと肉を出せとか、祖父母が甘やかしてチョコレートや甘い飲み物をあげたりすれば、それまでである。食は一人でやるものではない。家族で一緒にするのが食事であるという事実の大切さを理解し、可能な限り一緒に勉強するのが望ましい。私は「良い歯の会」にも、できるだけ家族で揃って参加したほうがよいと勧めている。家族の理解が深まると、もう心配ない。安定して、良い歯の子どもが育っている。

ここで三つの例を示してみる。

①母親の理解が深まらないと、子どもの歯は腐る

写真26ａは三十歳の母親の壊滅的な口腔内写真である。歯はすべて腐ったように崩壊し、歯肉や口唇の色は白っぽく貧血であることを物語っている。顔は青白く、艶がなく、カサカサしていて元気がない。三十歳にして歯はもう末期状態である。

このような状態の人は、この女性もそうだったが多くの場合、合理的な会話ができず、私たちのアドバイスも少しも届かない。したがって何の改善もしてくれない。

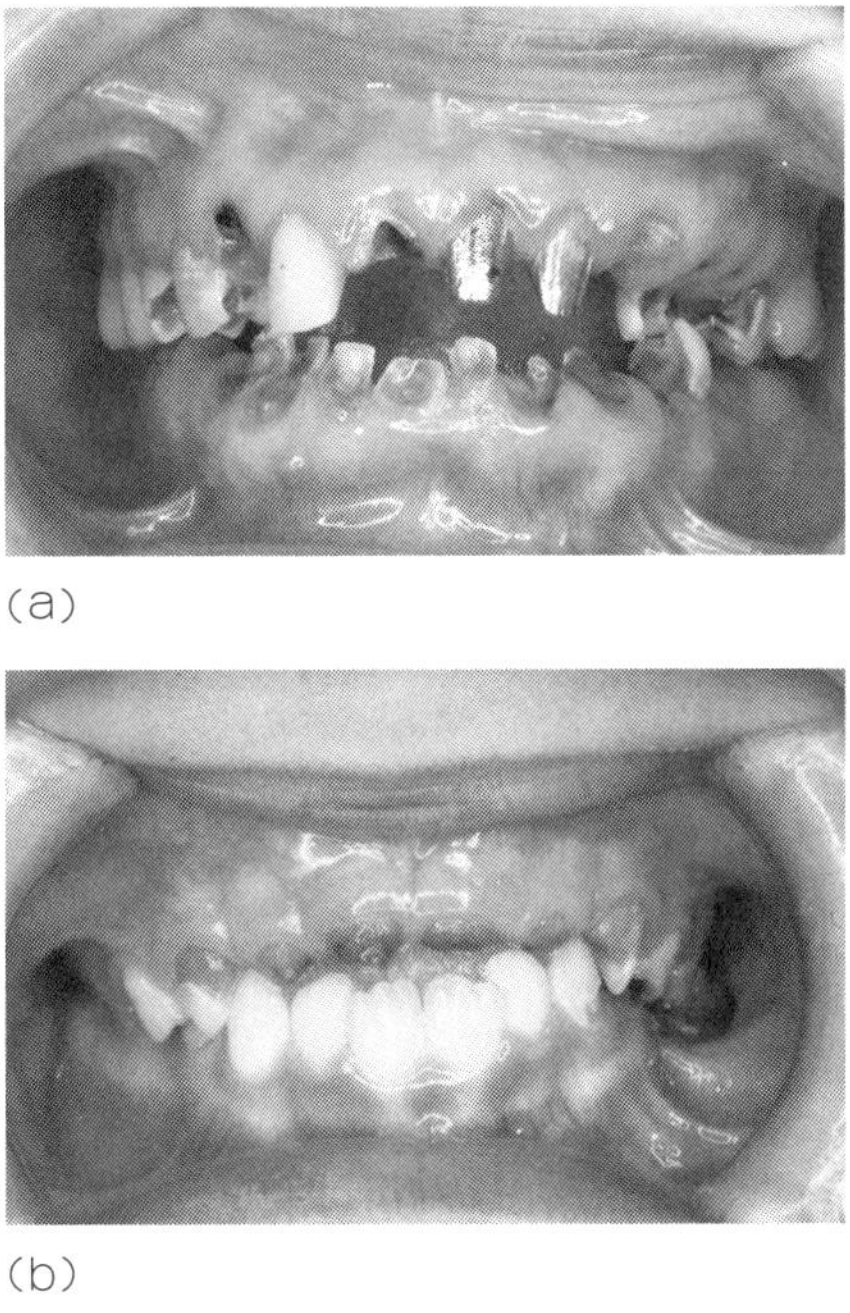

写真26　理解のない母親（a）とその子ども（b）の歯の状態。母親の知性が腐る程度に子の歯は腐る。

「でも私は甘い物が好きで、ハハハ……」という傾向の反応である。子どもに、あまり甘い物を食べさせると、歯も体も困ったことになりますよ、とアドバイスしても

「本当にこの子は甘い物が好きで困るんです。先生、よく言って聞かせて下さい」

と言った調子の人が多い。このタイプの母親の子どもは、

写真26ｂのようになる。六歳にして乳歯はすべて溶け、永久歯の前歯が萌出しているがすでにクラウディング（乱杭歯）である。六歳臼歯が一本、少し顔を出し始めているが、この段階でムシバになってしまう。母親と同様、歯肉も顔も青白く、カサカサして貧血状態である。こうして育つ子どもが、良い歯列になることも、丈夫な体になることも決してあり得ない。心も健全に育つことは望めない。母親の知性が腐れば子どもの歯も腐り、身心も腐るのだ。子どもが育つ環境としての家族、特に母親の影響は本当に大きい。

②母親の理解が深まると、子どもの歯はピカピカ

では母親の歯が悪かったが、「良い歯の会」で理解を深めた場合、それから生まれた子どもはどうなるか。写真27ａｂをご覧いただきたい。ａは二七歳の母親の初診時の口腔内写真だ。多くの歯が抜け、残った歯もグラグラ動揺している。この母親が前出の母親と全く違う点は、話をよく聞き、きちんと理解して、すぐに生活態度を改めた点だ。これまで歯の具合が非常に悪く、懲りていた上、「良い歯の会」の話を聞いて心を開いてくれたのだ。悪いところは正しく治療し、食生活も改善してくれた。咬み合わせの良い義歯も入れたら、いままで恵まれなかった子どもができた。ｂが一七歳になった女の子の口腔内である。上下顎の前歯の正中がピタリと合い、ズレ（偏位）がない。美しい歯列、十分に萌出《ほうしゅつ》した臼歯でムシバはなく、歯肉も美しい。

この母親は熱心な人で、子どもが小学生の頃まで、ときどき「良い歯の会」に連れて出席していた。第二土曜日、学校が休みではなかった頃で、

「学校を休ませても、この会に連れてくるほうがこの子のためになりますから」

と言っていた。この例でわかるように、子どもの歯は母親のＤＮＡに似て同じになるのではない。この母子の歯はまったく違ったものである。子どもの歯は、母親の脳ミソに似るのだ、と正しく理解しておいていただきたいと思う。母親の知性が輝けば子どもの歯が輝き、母親の知性が腐れば、子どもの歯も腐る。

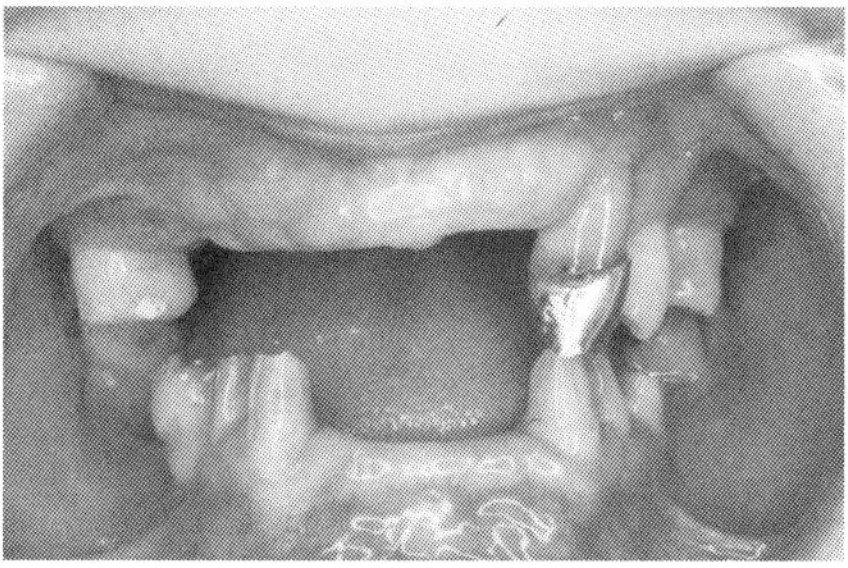

(a)

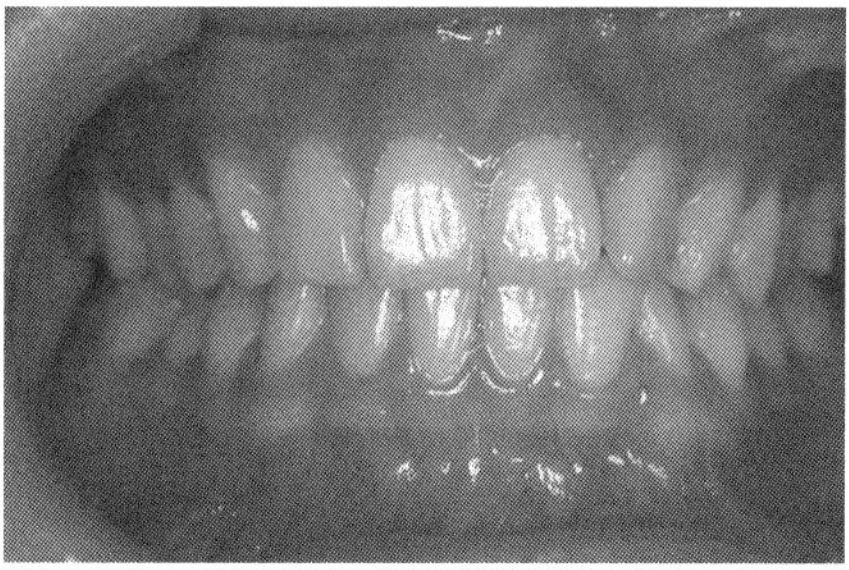

(b)

写真27　母親の歯は悪かったが、「良い歯の会」で理解を深めた。その後生れた子はピカピカの歯に成長した。aが母親、bが子ども。

良い歯の子どもを育てるのは、実はこのように確実に実現できることなのだ。難しいことではない。ある程度まともな食事を、よく咬んで食べていれば、このように美しい歯の子どもが育つ。現在のほとんどの子どもや若者たちの歯列の乱

れ、咬み合わせの狂い方は目を覆うべき状況だ。現代の日本人の知性が腐っている証拠なのだ。

③良い歯の子どもばかり三人兄妹弟

もともと歯は丈夫なものなので、あまり神経質に考えなくても、基本が間違っていなければまず問題なく、良い歯になる。人類学の研究から明らかなように、私たち日本人の祖先たちは、ハミガキもせず、歯についての知識もなかったにもかかわらず、みんな大変良い歯をしていたのである。縄文時代人や弥生時代人が、歯についてそんなに注意を払っていたとは思えない。自然なものを、必要性によって、よく咬んで食べていただけなのだ。それだけで、歯列弓は整い、ムシバも歯周病もゼロに限りなく近かったのである。

参考のために、人類学雑誌から、日本人の歯列がだんだん悪くなってきた推移を紹介しよう。東京大学の井上直彦助教授の研究によれば、日本人の歯列不正は時代とともに次のように増えてきた。歯列が乱れる原因は、顎の大きさが小さくなり、歯は小さくならないために、歯の幅経を合計した寸法が、顎骨上のアーチの寸法より大きくなり、余った分がはみ出して乱杭歯状態となる。この顎骨の頂上のアーチの長さと、歯の幅経の合計の不調和をディスクレパンシーと呼ぶ。ディスクレパンシー、すなわち、歯列の乱れと考えてよい。井上氏のデータでは、ディスクレパンシーのある率が時代とともに次のように増加している。

縄文時代（約九〇〇〇年前）　――　八・九パーセント
古墳時代（約一六〇〇年前）　――　二七・三パーセント
中世（約八〇〇～六〇〇年前）　――　三二・〇パーセント
江戸（約二〇〇年前）　――　四三・八パーセント
近代　――　六三・一パーセント

『人類誌89（1）』63―71（1981）

ムシバや歯周病がある割合も、ほぼディスクレパンシーに近い推移を示している。近代ですでに六三・一パーセントのディスクレパンシーがあったのだが、直近の日本人の若者ではきっと九九パーセント以上になっていると私は思う。また、このような学術研究データでは、少しでもディスクレパンシーがあればカウントしてしまうが、通常の検診では軽度なものはカウントされない。昔は、ディスクレパンシーが存在しても、軽微なもので、体調を悪くするほどのものではなかった点は理解してほしい。

人類学のデータを見ると、予防知識などなかったにもかかわらず、古代人の歯は良かったことがわかる。私たちも、あまり大きな脱線をせず、ある程度注意すれば簡単に良い歯の子どもを育てることが可能なことを教えている。ここで示す例も、三人の兄妹弟とも、ムシバもなく、ピカピカな歯に育っている例である。

写真28ａｂｃは三人ともムシバゼロの兄妹弟だが、母親の歯は非常に悪かった。しかし理解は良い人で、すぐに食事改善に取り組み、料理に砂糖をほとんど使わず、化学物質も可能な限り排除し、バランスも整えてくれた。その母親が育てたａが五歳の兄、ｂが四歳の妹、ｃが三歳違いの弟で、四歳の時の口腔内である。良い歯の子どもを育てるのは、こんなに簡単なことで、特殊なことではないことを知ってほしい。

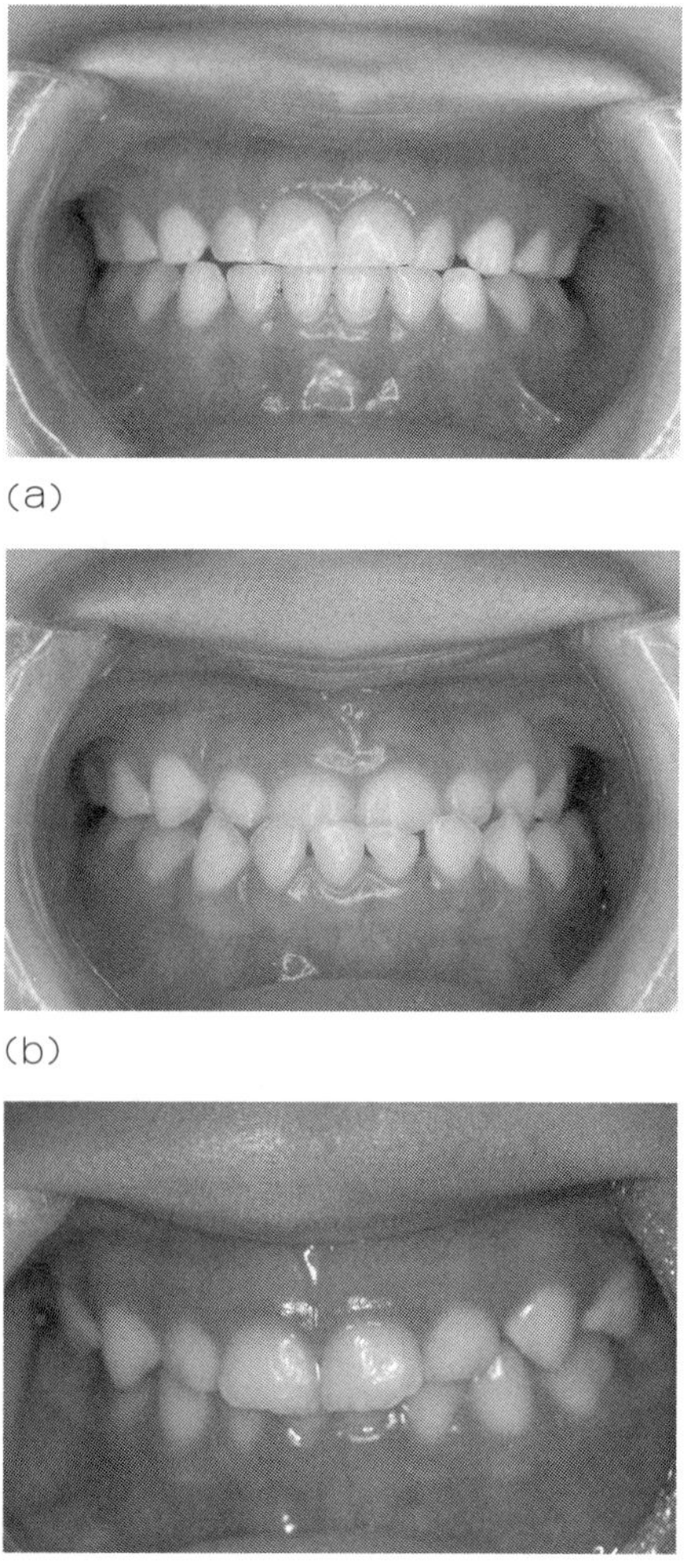

(a)

(b)

(c)

写真28　「良い歯の会」で勉強した母親が育てた３人の子ども（a、b、c）は美しい歯に育った。

◎歯の良い子どもは元気

「良い歯の会」で勉強した人たちが親となり、育てた子どもたちは、前述のようにピカピカの歯の子どもたちがたくさんいる。良い歯の子どもが育つのが当り前である。ここで言いたいのは、このように育った子どもたちは歯が美しいばかりではない。肌が輝き、充実していて目も輝きがある。健康で元気な子どもたちなのである。まさに全人的に元気なのだ。

体の一部が元気ならば全体も元気だというのは、ほかの動植物を観察しても同じことが言える。畑で野菜をつくると、葉が元気なものは茎も太く、逞しく、充実していて強い。そして立派な花を咲かせ、立派な実をたくさんつける。引き抜いてみると、根の張り方にも勢いがあり、見事だ。葉は元気だが、茎や根は弱っている、というようなことはあり得ないのだ。歯が丈夫に育った子は、体も丈夫になるのが普通である。元気な子どもを育てるためには、良い食物を、よく咬んで食べる教育をすることが大切なのである。

丈夫な作物が育つ条件は、土が良い畑である。丈夫な歯の子どもが育つ畑は、家族、特に親の深い理解である。「良い歯の会」を始めて間もない頃、子どもたちの調査をして、私は目を開かれたことがある。農村と都市部で小学生の歯と食事の関係を調べた。歯の大変良い子どもたちと、歯が非常に悪い子どもたちを選び、中間層を捨てて、両者の毎日の食事のヒアリングをおこなったのであるが、そのとき私はふと「なぜみんなは歯がこんなに良いの」と聞いたとき、次のような答えが返ってきて、ハッとしたのである。

「お母さんがねえ、厳しくて残さず食べないと立たせてくれないんだよ」

「うちのママは、お誕生日とかクリスマスとかでないと、甘い物を食べさせてくれないんだ」

「お母さんは、野菜を毎日食べさせる」

「私のお母さんは……」

と、出てくる話は母親のことばかりなのである。そうか、この子たちの輝く歯のもとは、お母さんの知性だったのか、私はそう納得できた。良い歯で、元気な子どもを育てる畑は、母親の輝く知性なのだろう。

　生きものは人間も魚も鳥も植物も、みんな共通したルールに貫かれている。条件が良ければ増え、栄え、条件が悪化すれば病み、滅びるのだ。水槽の中の魚は、水の質や酸素、温度などの条件が良好に整えば、みんな元気になり栄える。しかしその条件が悪化すればほぼ同時に、病み、死に絶える。私は長年、家庭菜園をやっていて、多種類の作物を栽培しているが、作物も土がよくなり、水や陽当りなどの条件が整えば、どれもこれも驚くほどよく育つ。トマトなどは土が十分にできた畑に植えるとどんどん伸び、屋根の高さよりも伸びて、素晴らしいトマトがゾロゾロとなる。しかし痩せた土の畑では、消毒でもしなければすぐに病気になり、枯れてしまう。

　歯は、魚や作物のように弱くはない。自然な食物をよく咬んで食べていれば、それほど厳格な管理をしなくても、問題なく育つ。ハミガキも普通にするだけで大丈夫だ。ぜひ、ひどい歯列や歯にせず、あたり前の姿に育ててほしい。最近の日本の若者の歯列弓と、それがもたらす姿勢の崩れは、もはや人間のものとは思えない状態になってしまっている。

人間の食とは

本来の日本人の形態を失い、身心の機能を失うほど、最近の日本人には形態的異変が進行している。この異変を正しく表現すれば、使わないものはダメになる生物の鉄則に沿った退化にほかならない。歯列弓や顎を退化させた主因は、咬まないこと、つまり軟食があまりにも過ぎた、ということである。軟食の他にも検討しなければならないことがあるが、事態がここまで来た以上、本来の人間の食とは何であったのか、また日本人が守らなければならない食の原則とは何であるのか、考え直す必要がある。

まず、人間の食とは何かと言えば、絶対的な原則は、生物を食べる、ということで、これは大切な大原則である。人間に限らず、すべての動物は生物を食べて生きている。化学物質を摂取するようにできていないということをよく知っておかなければならない。農薬や食品添加物、医薬品などの化学物質は、可能な限り避けなければならない。生き物の長い歴史の中で、化学物質は摂取された経験がないので、それらが体内に取り込まれると大きな負担やダメージを受けてしまう。化学物質の取り扱いになれない私たちの体の代謝や免疫、ホルモン、神経系などは、その処理や対応が上手にできず、その結果、大きな負担や混乱、障害を受けてしまうのである。したがって、極力化学物質の体内への取り込みを避け、自然の中に昔からずっと存在してきた生物を食べるべし、というのが第一の鉄則である。

どの生物を食べるかは、地球上のどの地域に住み、どのような生物が身近にあるかでそれぞれ違いが出る。身近にある自然の恵みである動物、鳥、魚、植物の根や実や葉などがそれぞれの地域の民族を、ずっと養ってきたのである。マサイ族はほとんど家畜だけを食べているし、モンゴルの遊牧民もそれに近い。

温帯モンスーン地域で気候が日本と似ているブータンでは、日本人とほとんど似たものを食べている。主食は米が多く、ソバや芋やトウモロコシ、麦も食べる。大根、ニンジン、ジャガイモなどの根菜や青菜、ネギ、玉ネギ、キュウリ、トマトなどを食べているので、日本人が行ってもまったく違和感なく食べられる。敬虔な仏教国なので、牛や魚など教義上食べない動物はあるが、ほぼ日本人と同じものを食べている。自然の恵みのみが、人間の食べ物なのである。植生が日本とほとんど同じなので、森や林、野辺の花、それに段々畑や棚田のある風景は、日本の風景とよく似ている。ヒマラヤの山腹にある国で、標高が高いため、身長は低いが、体形も顔も性格も、日本人にとてもよく似ている。自然が、そこに住む民族を支え、体や心をつくっているのだということを思い知らされる。

北欧に住む民族、スイスのアルプス地方に住む民族、アラスカに住む民族、それぞれが長い間、そこでとれるものを食べてきたのであり、その食が民族の食なのだ。現在、輸出入が活発になり、遠方でとれるものを食べることが増えているが、それにはリスクも潜んでいることを知らねばならない。

特に、民族が歴史的にずっと食べてきた食を、全面的に変える、というようなことは絶対に避けたほうがよい。生命が不適応を起こすリスクが大きいからである。マサイ族の食をそっくり私たち日本人が食べていれば必ず具合が悪くなるし、その逆も同様である。

ここで、日本人の食とは何か、問題とは何かを考えてみると明らかだが、日本人は、この五十年くらいの間に、伝統的な食を完全に加工食品中心の食事に変えてしまったことがわかる。個人差はあるが、食のほとんどすべてがインスタント食品やレトルト食品、コンビニやスーパーで買った弁当になってしまっている人が多いのが現状である。若い一人暮らしの学生やサラリーマン、OLには、このタイプの食生活の人のほうが多いのだ。これらの食は内容も硬さも、自然の恵みからはずっと遠いものとなってしまっている。栄養バランスは、脂肪、タンパク質、エネルギーが過多になり、野菜、海藻、小魚、種実豆類が不足するので、ビタミン、ミネラル、食物繊維、植物性タンパク質が不足する。食品添加物だらけであり、軟食傾向が強い。

体力、気力が低下し、ボーッと猫背で立つ若者を診ると、上下の歯が咬み合わず、歯と歯が先端で当っているだけの状態となっている。ほとんど食物を咬まずに成長すると、このような咬み合わせになるのだが、すでに咬むこともできず、頑張って改善しようという気力もまったくなくなっている場合が多い。食歴を調べてみるとその顕著な特徴が共通しているが、子どもの頃から、硬い物はまったく食べずに育っているのである。口先で少しモグモグとして飲み込めるような軟らかい物しか食べないし、食べられない咬み合わせになってしまっている。先に例を示したように、こうした咬合状態の人は、生きてゆく気力も見えず、亡霊のように、ボーッとしている。

日本人が伝統的に食べてきた食を、急激に完全に変えると、このようになってしまうのだ。私たちが日本人であり続けるためには、日本の食の伝統を、とり戻してゆかなければならないと思う。

——日本の食の正体を見よ

日本の食は、もうすでに壊れてしまっている。メニューから見ても崩れてしまっているし、食材はニセ物食品と呼んだほうが正しい、ひどい品質になってしまっている。食材を生産する農業、畜産業、漁業などの第一次産業を見ても薬漬け状態になってしまっている。

伝統的な日本食の基本に近い食生活をしてきた人には健康で長寿の人が多いが、基本メニューで言えば次のような内容である。

- **主食**——ご飯（水車などで搗いたので完全に白米にはならなかった）。麦、雑穀などを混ぜた。
- **みそ汁**——季節の野菜、海藻・煮干などの海産物をたくさん入れた。

●**副食**――身近で採れる野菜、大豆、芋類、山菜、魚、家畜などの、煮物、焼物、揚げ物、炒め物など。

●**漬物**――保存食として常食した。

以上のようなものであったが、最近はまったく違ったメニューの人が多くなった。パンにバターやジャムを付けたものを主食とし、玉子かソーセージ、ハム、それに生野菜とコーヒーという組み合わせが多い。それはまだ良いほうで、朝から簡単なインスタント食品や、食べない例も増えている。

日本人に合った食にもどすためには、伝統的な日本食のメニューの基本を、あまり大きく崩さないことである。

またメニューを構成する食材も、あまりにもひどくなってしまっている。日本人は、自分の生命を支える食を何と考えているのか、理解しがたいほどに、絶望的な状況である。海外には、これほどひどい例を見ない。

まず、米も野菜も魚も鶏も豚も、薬漬けである。田も畑も、まず除草剤で始まり、ずっと続く。栽培中ずっと、殺虫、殺菌剤が多用されるが、これはヨーロッパなど、他の先進国に例を見ない量である。肥料も化学肥料中心で、作物には化学肥料が多量に吸収され、食べると苦い味がする。キュウリやメロンなどを食べた時に残るイヤな苦い後味が、化学肥料やその分解物の亜硝酸塩などである。有機肥料を十分に入れないと、土の中にミネラルなども補給できないので、作物も内容の薄い、生命力の弱いものになる。

魚も鶏も豚も、商品として売られている飼料で育てられるが、過密飼育の影響で病気が発生しやすいので、飼料の中に、抗菌剤、抗生物質などを混ぜて与える。さらに、経済効果のみを優先し、早く大きくなるように成長ホルモンも与える。アメリカでは、遺伝子操作型成長ホルモンまで用いられる。このような薬剤が食物連鎖で、より濃縮されて人間の体内に入ってくるのである。最近の若者がイヤに長身になったり、不自然に太ったりすることに関係している可能性が大である。

これらの食材を用いた、加工食品はもっと悪い。安物の材料が選ばれ、添加剤や増量材でもっともらしい商品が作られる。

これらの食品の中に含まれる農薬、保存料などの多くが、環境ホルモンとして作用することが明らかになってきたが、体毛の薄い男らしくない男性が増え、精子が減少傾向である現象などと、関係しているとの指摘も多い。

日本の食品が、いかにニセ物で危険であるかを説く書物は、たくさん出されているが、その警告にもかかわらず、状況が改善される気配はない。

商品は売って利益を得るためのみを目的として作るのが日本人の考え方となってしまったが、そのためにはまずコストを下げ、競争力のある、低価格で売っても儲かる価格構成をとる。味噌、醤油なども、丸大豆は高いので脱脂大豆が用いられるのが普通だ。それに香料、着色料、アミノ酸などを加えると、それらしい商品ができ上がるのである。ベストセラーになっている『食品の裏側』の著者、阿部司氏は、これまで食品添加物メーカーのトップセールスマンだったという。実際に、ニセモノ食品の調合の仕方を指導してきたのである。『食品の裏側』から抜粋すると、「醤油のうまみはアミノ酸で、これは油を絞った絞りかす大豆を用いてつくる。こうしてできたアミノ酸液に、化学調味料、甘味料、酸味料、増粘多糖類、カラメル色素、保存料を加えて、新式醸造醤油の出来上がり」だという。本物の醤油は丸大豆、小麦、食塩のみから作られる。

阿部司氏は、自分が開発した添加物のかたまりのミートボールが大ヒットになり、得意になっていたとき、自分の子どもがそのミートボールを喜んで食べている光景に出会い、胸がつぶれる思いをしたという。『食品の裏側』に次のように記している。

「とにかくこれは食べちゃダメ、食べたらいかん！」

皿を取り上げ、説明にもならない説明をしながら、胸がつぶれる思いでした。

ドロドロのクズ肉に添加物をじゃぶじゃぶ投入してつくったミートボールを、わが子が大喜びで食べていたという現実。「ポリリン酸ナトリウム」「グリセリン脂肪酸エステル」「リン酸カルシウム」「赤色3号」「赤色102号」「ソルビン酸」「カラメル色素」……それらを愛する子どもたちが平気で摂取していたという現実。このミートボールは、それまでの私にとって誇りでした。

この光景に出会って、阿部氏は会社を辞めた。

日本の現実は信じられないくらいひどい。本物食品にこだわるヨーロッパと比べると、日本人の無思想さ、無節操さには絶望的になる。このような食べ物を食べて、日本人でないような日本人、人間でないような人間が育っていく。私たちは現在の日本の食の正体をきちんと見つめ、これで本当によいのか、よくよく考えてみるべきである。

海外に比べ、劣悪化している日本の食

人類学的に見ると、長い時間をかけながら、人類の食は少しずつ軟食化の道を辿っている。「少しずつ」というところがミソで、時間をかけながら少しずつならば、あるいは適応できるかもしれない。しかし急な軟食化には明らかに不適応が起き、身心のトラブルが起きているのである。中でも、日本の食は、世界的に見て最も激しく崩壊しているのだが、世界的に見ると食の状況はどうなっているのかを見てみよう。

先進国の中で最も食の伝統が崩れずに守られているのはヨーロッパである。東欧やロシアもそれに近い。シリア、ヨルダンなどの中東はイスラム文化圏であり、ここも宗教的影響もあっ

て、食の伝統は守られている。中東は、チグリス・ユーフラテス川流域のメソポタミア文明に抱かれた、長い歴史を持つ地域である。インカ文明のペルーなどと同様に、長い、豊かな文明を源流に持つ国は、一般的に食の伝統は守られている。織物、陶器、金細工なども美しく、料理も美しく美味しい。人間性も奥ゆきがあって魅力的である。美しいお土産がたくさんある。

それと対極をなすのが、アメリカ、ブラジル、アルゼンチンなどの歴史の浅い国であり、「食の伝統」も、もちろんない。料理といっても切った肉を焼くくらいで、皿などの陶器、ナイフやフォークなども美しくない。マナーも美しいとはいえない。伝統のないこれらの国では、織物や陶器なども良い物がなく、良いお土産品もないのが共通している。伝統のない国の中で、植民地をもったり他国への介入をたえず重ねてきた国がアメリカである。伝統のない国の支配を受けた国で、食の崩壊がひどく進んでいる。日本とフィリピンなどがその代表例である。

ヨーロッパのフランスやスペインなどの植民地となった国の食文化は、影響を受けた料理が多く見られるが、きちんとした食が守られている。たとえばベトナムはフランスの植民地であった影響で、フランスパンやフランス風料理は多いが、ベトナムの伝統料理もきちんとした形で残り、共存している。キューバはスペインの植民地であったので、スペイン料理の基本が崩れずに残っているので、しっかりした食生活が営まれている。日本のように、「これが人間の食か」と驚くようなものは見かけない。

アジアの各国は、多くの欧米の国々の支配を受けてきたことと、民族の性格のおとなしさなどから、食の伝統の崩壊は相当に認められる。中国、韓国、台湾などにはアメリカや日本の食の影響が強く出てしまっている。

私の見方では、本尊のアメリカと、その直属の日本の食の文化が流入した国や地域に、質の悪いルールなき食の崩壊が進行している、というのが世界の地図である。

前述したが、日本の食は世界で最も人間の食から遠いものになってしまっている。穀物、野菜、魚、家畜などが薬漬けで育てられ、それを加工する過程でまた化学物質や多種の添加物が加えられる。その結果、弁当やサンドイッチなどを買って食べても、残念ながら体に悪い食ばかりとなってしまっている。

ヨーロッパの通りで、サンドイッチやパン、ソーセージなどを買って食べ、牛乳を飲んでも大きな問題はない。美味しく、安全である。日本のサンドイッチは、パンは精白した綿ぼこりのようなもので、入っているハムも卵も薬漬け製品だ。野菜は農薬栽培の上、調理するとき、薬槽にザンブリとつけてある。苦味が残るのはこの時の薬物の味である。ハムやソーセージも増量材が注入してあるものなども多い。ヨーロッパで、パンにはさんであるハムやソーセージ、チーズなどは、素材のうまみがあっておいしい。ヨーロッパでは、ハムやソーセージに、増量材を注入しようなどという発想そのものがない。

牛乳を飲めば、日本の牛乳は一三〇度二秒で殺菌した超高温殺菌牛乳である。高温でタンパクが変質しているため、ドロドロ感があり、変な臭いもする。変質し、異物化して消化しにくくなっているからお腹がゴロゴロする。ヨーロッパでは、たとえ街角で買った牛乳でも、お腹をこわすことはない。六三度三〇分殺菌の低温殺菌牛乳だからだ。タンパクの変質や凝固がないので、サラサラしたフレッシュなもので、臭いもない。体が自然に受け付けるので、下痢もしない。日本ではコストを優先し、二秒でラインが流れる超高温殺菌になってしまっている。世界の大勢は低温殺菌であることを考えれば、いかに日本人が経済のために食を粗末にしているか、分かると思う。

現在では多くの人が気軽に飲むペットボトル入りのお茶類も、その内容を知れば、飲むのを考えてしまうだろう。たとえばウーロン茶は、台湾では高級な茶葉は百グラム千円以上もする。五百円のものはおいしくない。

日本で売られているペットボトル入りのものはどうだろうか。実際に大手飲料メーカーの下請けでボトリングしている業者から聞くと、これが茶葉かと思われるような材料が持ち込まれ、これでやってくれ、と言われるという。本当にこれを使ってよいのか、聞いたこともあるという。そのような内容だから香料や着色料などの添加物が必要になるのだ。

日本の食は、世界で最も激しく、これが人間の食とは考えられない程度まで崩壊してしまっている。結果、日本人の体も心も、世界で最もひどく崩れてしまっているのである。

――モンゴルやブータン、マサイ族の調査からわかること

外国ではどうか。私たちは、モンゴル、ブータン、マサイ族の現地で、歯と顎、視力、咬合力、体形（姿勢）、体調、食生活、労働などの調査をおこなった。その結果、共通してはっきりしていることがある。伝統的な食生活が守られている地域の人びとの歯や体は健全で、都市化したり、観光地化され、外国の、特にアメリカや日本的な粗悪な食文化が流入した地域の人びとの歯や体は、短期間に悪くなっている、ということだ。米日的食文化とは恐ろしいものだということが肌で感じられる。日本では戦後、たった一世代で日本人ではないような体になってしまったことがすでに確かめられているのだから、同じことが他国でも起きることは明らかである。特にモンゴル人やブータン人は日本人と人種的に近い。戦後の日本的な食の崩壊が起きれば、あっという間に体の崩壊が進むことは予想されることだ。

●モンゴルで起きていること

モンゴルは一九九二年に市場経済化がおこなわれた後、急速に人口の都市集中化が起きている。モンゴルを大きく分けると、国土の大部分は草原、と言っても半砂漠で、あとはほんの一部が、ウランバートルなどの都市である。全人口二五〇万人のうち、約四〇パーセントの九〇万人が首都のウランバートルに集中している。もともと草原で遊牧民として暮らしていた人が

都市生活者になると、食生活をはじめとした生活が一変する。

遊牧民は家畜の馬や山羊、羊を追って二週間に一度、新しい草地を見つけて移動する。ゲルと呼ばれる円いテント（写真29）や家財道具を要領よく折りたたみ、馬車にのせて移動するので、家具やストーブ、調理用具などもシンプルだが極めて能率的に考えてあり、清潔だ。

一日の大部分は家畜の世話に費やされ、次は乳搾りや馬乳酒、チーズ作り、肉の処理など食べることの準備に費やされる。馬に乗り、長い木の枝を振り回し、家畜を追って疾走する様は、軽快でまさに風のごとくである。女の子でも自由自在に馬に飛び乗り、走り回る。よく体を動かしているので、肥満がなく、みんな充実し、引き締まった体をしている。

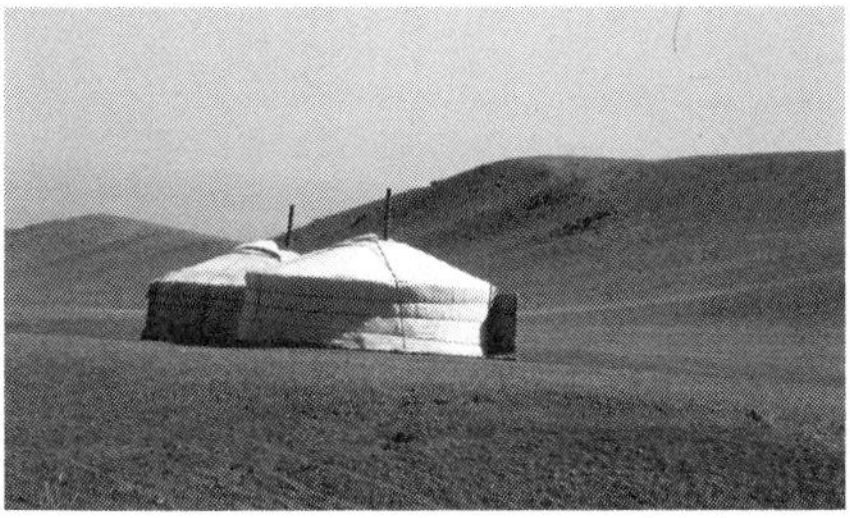

写真29　草原と言っても広大な半砂漠が広がり、車で走ってゲルを見つける。それから調査の目的を話し、協力を依頼する。1日に1～2家族を調査するのがやっとだ。

食生活は自給自足で、主食は家畜の肉と乳で、そのほかにチーズ、バター、馬乳酒などを食べている。お茶も馬乳に紅茶を入れたものである。少々だが交易で買った小麦粉を馬乳に入れたスープなども食べる。人種的には日本人のルーツと言われる同じモンゴロイドだが、日本人と違い、野菜や果物を食べない。半砂漠の風土で、野菜などが採れないのだ。その土地の自然が人間やすべての生き物を支えるという図式が直接的に見てとれる。日本人がその食事を

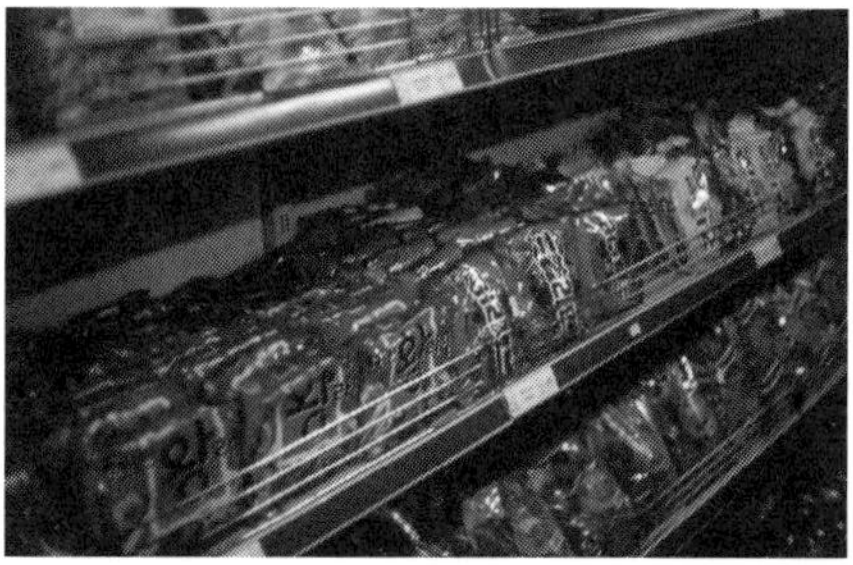

写真30　ウランバートルのスーパーマーケット。規模が小さいだけで、アメリカや日本の光景と同じだ。インスタント麵、ハム、袋菓子などが並ぶ。

していたら、とりあえず便秘になったり調子が悪くなるが、歴史的に適応してきた遊牧民は、その食事が合っているし、健康的なのである。

そうした遊牧民の都市への移動が近年激しく起こっているが、それによって食も他の生活も激変する。都市への人口移動がどんどん起きるため、首都にもゲルがたくさん見られる。

都市での生活は狭いアパートなどに住み、勤務し、バスなどで移動する。タクシーもよく使われている。

食も、スーパーなどで買ったものに変わる。食品売場の光景は、日本と大差がない。野菜も果物も豊富にそろい、インスタントラーメンや袋菓子もたくさん売られている。日本製のものも多いが、韓国、中国のもののほうが多い。と言ってもそれらは日本のインスタント食品の模倣品である。写真30がスーパーの売場である。実際に、都市ではインスタントラーメン、袋菓子などが日常的に食べられている。遊牧民時代はほとんど食べなかった、野菜や果物も食べるようになり、商品化された食品を買って食べるようになると、人間の体に何が起きるのか、人体で最も先行して退化が進むと言われる歯を中心に観察してみよう。

写真31はモンゴル、遊牧民の十六歳の女性の下顎歯列（a）と、顔形（b）、および姿勢

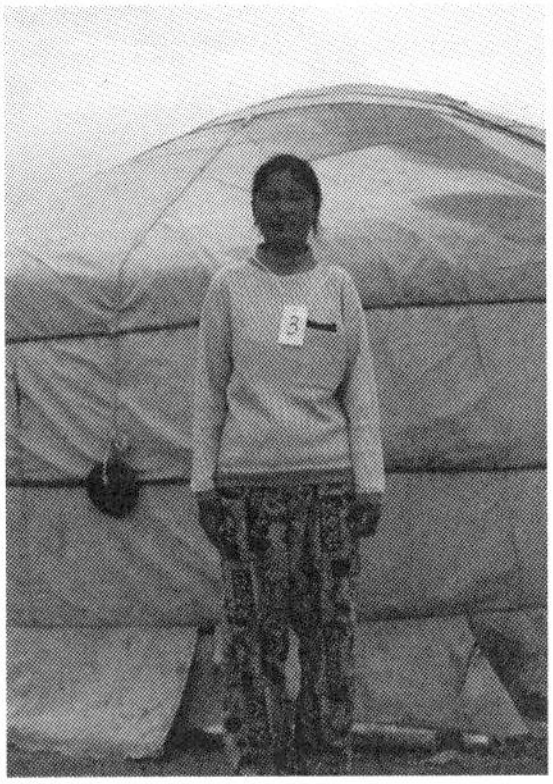

（c）

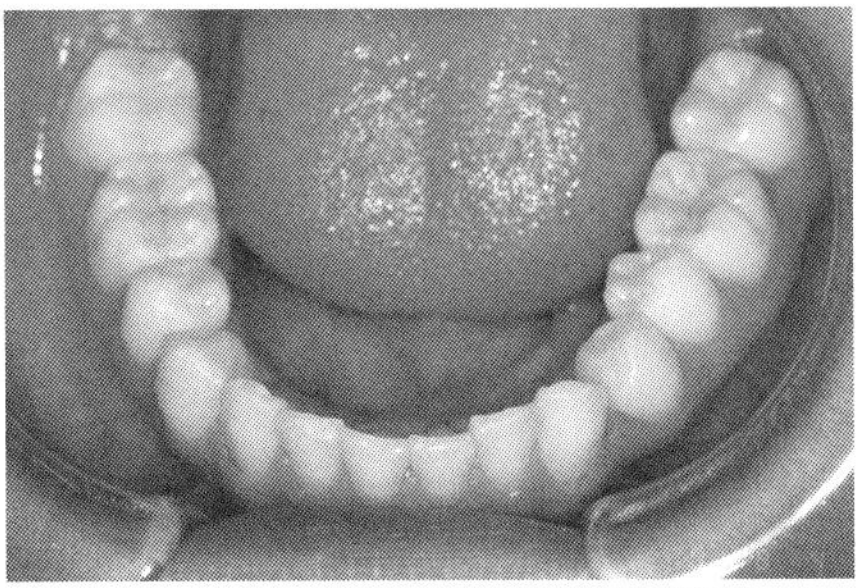

（a）

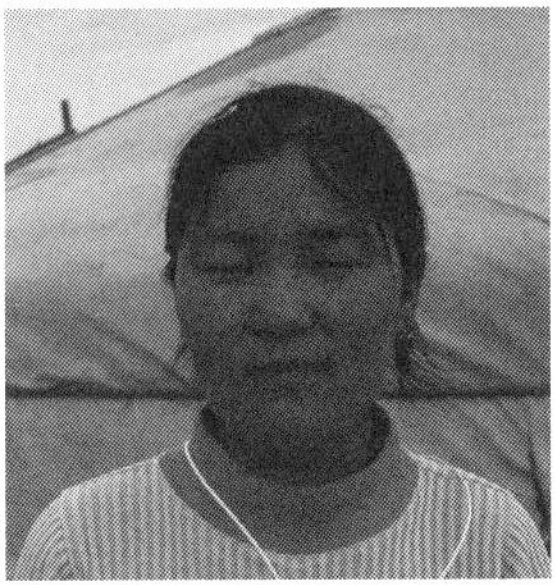

（b）

写真31　モンゴル遊牧民の16歳女性。
（a）下顎歯列弓は整った放物線型で、臼歯も直立し、十分に萌出している。
（b）顔形はモンゴロイド特有の四角く、扁平で、下顎角も直角に近い。
（c）体形も中肉中背で、姿勢もよい。

（c）である。歯列弓形は整った放物線型で、大臼歯は直立して十分に萌出し、咬耗がはっきりしている。遊牧民の下顎角の平均は一一六・四度と、よく咬んできた証拠に角度が小さい。cを見るとしっかりした中肉中背で耐久力がある体形である。顔形や姿勢も左右対称で崩れがない。左右の目を結んだ線は水平で、顔面は扁平、下顎の先端の頤《おとがい》が後退していないのが特徴だ。体調は問題点がなく、健康的である。純朴で人を疑うことを知らない態度、澄んだ目は、私たちがすでに失った一番大切なものを思い起こさせてくれる。

　遊牧民と比べると、ウランバートルの生活者の状態は明らかに悪い。

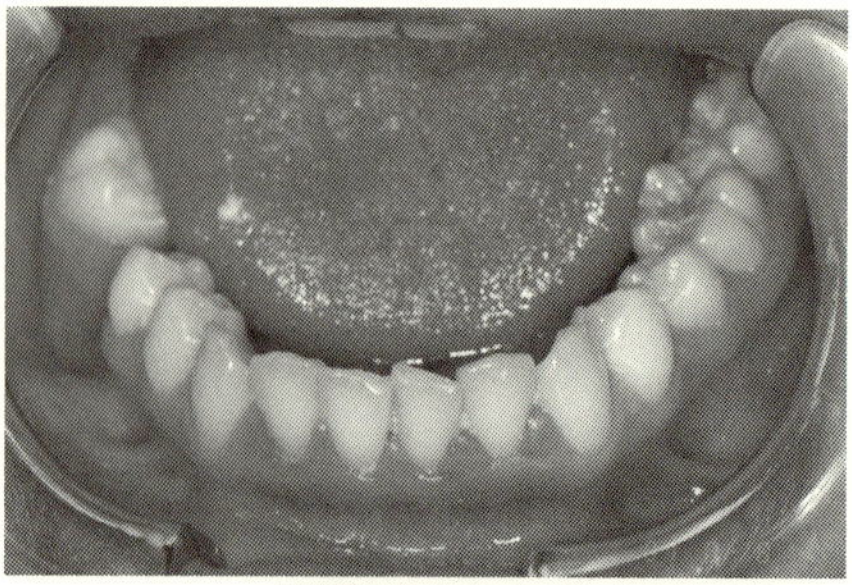

（a）

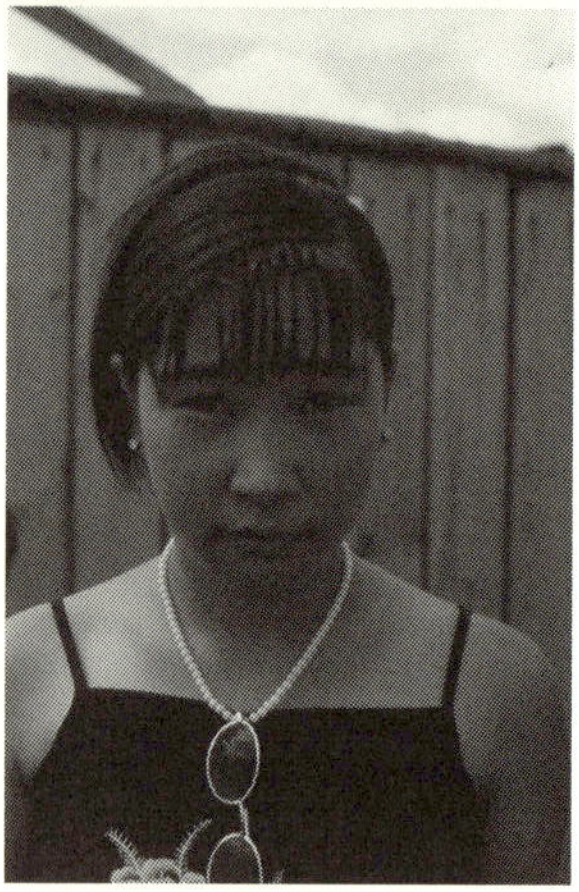

（b）

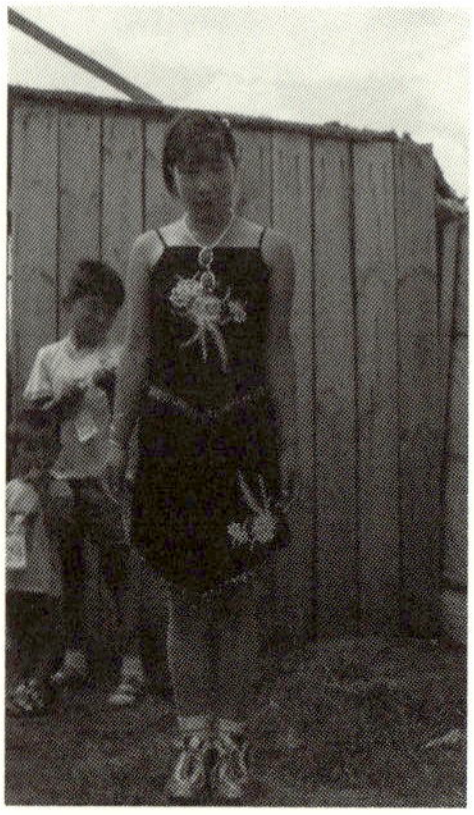

（c）

写真32　ウランバートルの15歳女性。
（a）下顎歯列弓は、遊牧民少女のものと比べ、アーチはやや狭くなり、臼歯は舌側に倒れ、萌出度も悪い。前歯もクラウディングしている。
（b）顔形は左頬のほうがふくらみ、左偏位だ。
（c）姿勢は左肩が落ち、首は右に傾き、かなりのゆがみがある。

写真32はウランバートルの十五歳の女性の下顎歯列弓（a）、顔形（b）、姿勢（c）である。歯列弓は非対称となり、歯並びは乱れ、大臼歯が倒れ、ムシバも始まっている。下顎角はやや大きく開き、首が右に傾き、左肩が落ちて姿勢も弯曲が現れている。顔を見ると左右の目を結んだ線と口唇が水平、平行でなく、右の頬より左の頬が膨らんでいる。頤《おとがい》が後退し、小顔化

も著しい。

そして最近育っている子どもにはかなり強い影響が現れている。一九九二年に自由化されたばかりだから、その後の激しい文化の変化が、短期間に子どもの体を変えつつあるのである。

写真33aがウランバートルに住む十一歳の男の子どもの下顎歯列である。歯列弓は変形し、クラウディングはひどく、ムシバは多く、歯肉は腫れ、色調も不健康な暗赤を呈している。bが横顔だが下顎の後退は著しい。文化が無原則な変化をすると食が崩れ、短期間に、たった一

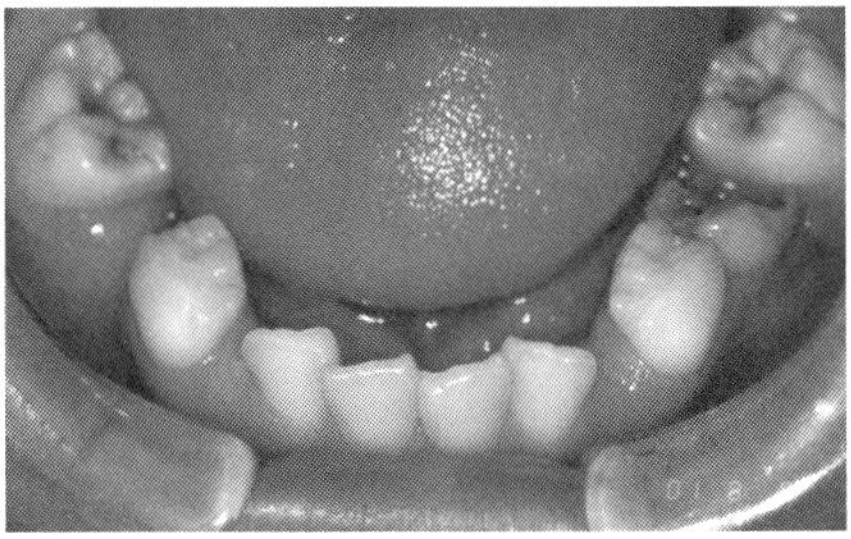

(a)

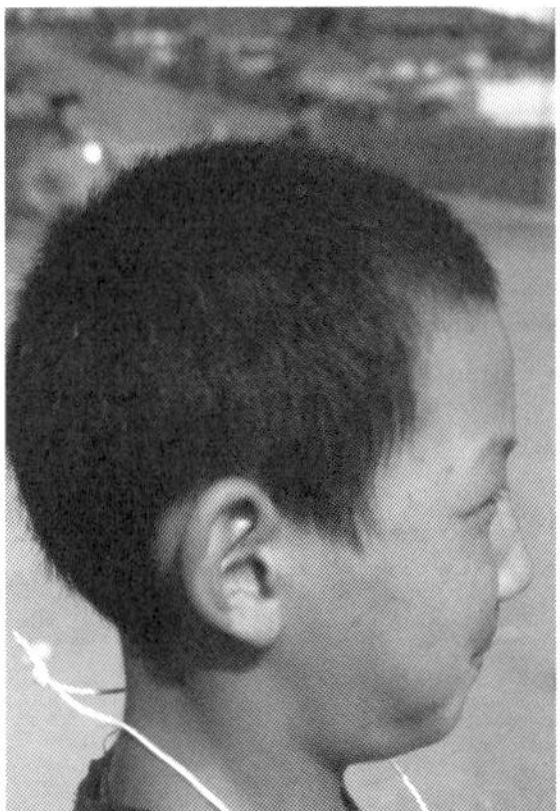

(b)

写真33　ウランバートルの11歳男子。
(a) 下顎歯列は乱れ、臼歯は舌側に倒れ、ムシバだらけだ。日本人の子どもと同じようになってしまった。
(b) 横顔だが、下顎角は大きく開き、下顎の先端（頤）が著しく後退している。

代で人間の形態が変化してしまうことを示している。

ここではデータは省くが、モンゴルの遊牧民、ウランバートルの生活者、そして日本人の三者のデータを比較してみると、下顎角、視力、咬合力ともに遊牧民が最も優れ、ウランバートルが中間で、もっと悪くなった先に現代日本人がいることがわかった。文化が崩れた程度に食が崩れ、体が崩れる、という図式が見てとれる。

●ブータンで起きていること

ブータンはヒマラヤ山脈の東端に位置し、面積は九州くらいで、人口約七十一万人の小さな国である。首都の人口が五万人なので、まだ著しい都市集中が起きていない安定した国情だ。私がブータンの調査を思いたった理由は、最近（一九七四年）まで鎖国に近い外国人の入国制限がおこなわれていた国で、民族衣装や食などの伝統があまり崩れないまま守られている希少な国であるという点だった。とは言え、最近は外国との交流が進み、ジェット機も乗り入れられるようになり、いま調査しておかなければ現状がわからなくなってしまうだろうという恐れを感じたのである。

調査は、パロ、ティンプーの都市と、僻地の両地点で歯や顎、顔形、姿勢、健康状態、食生活の比較をしようとするものである。

写真やくわしい内容は省略して要点だけを話せば、ほとんどの面積を占める、山深い農村では、伝統的な食や労働などのライフスタイルが守られていて、店もなく、外部からの食品の流入もない。ここでは歯列弓形はU字型またはP型で、臼歯も直立してよく萌出《ほうしゅつ》し、咬耗もはっきり見られる。ムシバ、歯周病、歯列の乱れも少ない。この結果、顎の発達した顔形で、姿勢のゆがみもなく身体の不快症状もほとんどない。しかし首都のティンプーや、空港のあるパロでは店も多く、インド、タイを中心とした粗悪なインスタント食品や袋菓子が売られ、だれでも食べるようになってきた。その結果、子どものムシバが増え、若者の歯列弓形は急速にP型からV字型へと移行しつつある。クラウディングも増え、咬耗は目立たなくなり、大臼歯がほんの少し、舌側傾斜傾向を示しつつある。姿勢も、首が傾き、肩の左右差が生じるなどのゆがみが現れてきている。

つまりここでも、インド、タイ経由で、日本で爆発的に流行したインスタント食品、袋菓子類が流入した地域に、歯からはじまる人間崩壊が進みつつあるのである。文化の形が崩れる程度に食が崩れ、人間の体も崩れてゆく。

日本文化崩壊の反省

海外の調査をおこなうと、伝統的な文化が崩れると、崩れた程度に歯の状態が崩れ、身心の崩壊も進む図式が見える。中国も、一人っ子政策がおこなわれる前と後では、子どもの歯の状態が様変わりした。大家族の中で、伝統的で簡素な食事をして育った頃の中国の子どもたちは、整った、きれいな歯をしていた。大人の歯や歯肉も健全で、顔形も四角く、体つきもしっかりしていた。一人っ子政策実施後、子どもたちを取り囲む環境は一変した。大切な一人っ子には高価な菓子やコーラを与え、厚着をさせ、甘やかすようになった。この頃から、中国、特に都市の子どもたちの歯や歯列は崩れ、小顔化も進行した。その後の中国は資本主義的経済が発展し、衣食住をはじめとするライフスタイルが急速に変化しつつある。日本より、政治的影響力が強く、価値観や生活の枠組みが壊れず、維持されている分だけ、まだ体の崩壊は少ないが、政情が変われば、一気に日本的崩壊現象が起きてしまうだろう。

結局、地球的なマクロな視点から見ても、国や地域といったミクロな視点から見ても、家族という超ミクロな視点から見ても、文化が崩れる程度に歯と体が崩壊する。人間のいのちは文化に支配されていると言ってよいのだ。

反面、マクロな視点から見ても、ミクロな視点から見ても、伝統的な文化がしっかり保守されている所では、人間の崩壊現象も少ない。成熟した文化がしっかり保守されているヨーロッパは、先進国として学ぶべき良い例だ。食は中世の頃と基本的には変わっていないし、街並みや自然の風景といった人間が暮らす舞台も大きくは変わっていない。ゴシック様式やバロック様式の建築も音楽も美術も、現在の生活の中に溶け込んで生きている。日常生活の中での人びとの身だしなみ、礼儀作法などにも、日本で見られるような原則を踏みにじる堕落はない。そのような国々では、歯も歯列も整い、顔形、姿勢も伝統的形態が保持されている。

モンゴルやブータンの調査から明らかな点にも注目しておく必要がある。一つの国の中でも、低俗な文化、粗悪な食品など、非伝統的要素が流入してくると、流入した地域にのみ、人間崩壊が急速に起きる。あたかも洪水で濁流が荒らした後にのみ、荒廃が残るような光景である。

地域の中で、よりミクロな部分を見ても同じことが言える。食について、はっきりした考え方を有する宗教団体の、食と健康に関する調査を二団体おこなったが、健全な食を志向しているそれらの団体の信者の歯や健康の状態は明らかに良い。同じ地域の日本人に比べ、歯や歯列、歯肉、姿勢、全身症状は格段に良いことが明らかだった。

家族という超ミクロな領域を見ても、言えることはまったく同じだ。理解のある親がいる家族を見ると健康家族で、食がしっかりしている。まったく信じられないほどひどい親もいて、子どものために料理をしない例もある。子どもは、買ってきた弁当を与えられたり、自分で買って食べるだけである。このような環境で育った子どもは、歯も歯列も姿勢も悪い。アトピーがあったり、肌の荒れも目立つ。このような環境で育った子どもにリンゴの皮を剝かせると、他の人のようにはうまくできない。子どもも親の文化を受け継いでしまっているのだ。これがさらに劣悪な文化と子孫をつくる。

このように、人間の健康にとって、伝統的文化の基本を壊さずに守る、ということは生命線と言える。あらゆる生物は環境の子であるが、環境とは、自然環境と文化環境という二つの屋台骨で支えられている。どちらが崩れても、生物が生きる環境にゆがみが生じるが、人間は発達した脳を持ち、文明や文化を発達させながら生きる特異な生き物である。したがって、他の生物に比べ、文化を創出することも、その影響を受けることも大きい。私たちは特に、文化環境の屋台骨を守るということの重要性を知る必要がある。なぜ日本人は戦後、これほどまでに日本の伝統文化の良い部分まで、まるで屋台骨を壊すような性格の壊し方をしてきたのか、反省する必要がある。

大衆になるな！　自立を

伝統的に日本文化の中にあった美徳の多くが、なぜ失われてしまったのか、みんなで考える必要があると思う。その反省から、日本人固有の自立した精神を再建してゆかなければ、日本文化の崩壊は止まらず、日本人の体と心は崩れ続けてゆく。

日本文化の中には、かつてたくさんの優れた点があった。たとえば、気質《かたぎ》というものがあり、それに伴う精進とかプライドなどもあった。それらはすべて、努力というエネルギーが必要で、それによって支えられていた。職人気質も、大工、陶工、染色……あらゆる職域に浸透し、職人の人格を形成する上でも大きな役割を果たし、それが文化の骨格の一つにもなっていたのである。気質が浸透していれば、どの領域であれ、精進とプライドを持って仕事をしているから、仕事の品質は保たれ、利用者も安心することができ、仕事の提供者と利用者の間の信頼も高かった。仕事をする側も、目先は金にならなくても、プライドを持って精進し続ければ必ず物心ともに報われると考える精神があった。たとえ報われなくても、気質を捨ててまで金を得ることを潔しとしない精神性があったのである。

この気質は、最近あまり見ることができなくなっていて、特に若い人に求めるのは難しくなっている。私たち歯科の世界も同じだが、せめて気質があり、プライドを持って仕事に臨んでいれば、これほど心ない、粗悪な治療が横行するとは考えられない。食品の製造者にしても、心があれば、とても人間の食とは思えないような物を作ることなどできないはずだ。製造でなくとも、官吏気質のようなものも、あらゆる方面で、日本人の美徳が失われ、信用が失われてしまっている。

本物が必ず報われるとか、正直者が得をする、とかいう社会の約束事がひっくり返されてしまったこととか、精進を求めるという、厳しい姿勢が古い、封建的だと批判される風潮になったことなどが影響しての結果だろう。今の世の中を見ていれば、模範であり、指導者であるべき政治家の不正が毎週、ニュースを賑わしている。指導者から、不正をして巨利を得ているのである。企業は談合をして不正な利益を得、不正な繋がりによって利益を誘導する体質は、どの業界でも、末端まではびこってしまっている。医療や福祉、建設、食品、どの分野でもこれでは、それこそ正直者が損をしてしまう。真面目で良識的に生きている人が安心して報われることを保証する必要がある。現在の日本では、さすがの政治家もこの現状を心配して、美しい国を作れ、愛国心を持て、道徳教育をしろと叫んでいるが、国民が真剣に聞くはずはない。一番道徳教育を受ける必要があるのは政治家だと、みんな思っているだろう。

真面目に生きている人が安心できないのは他にもある。異常な人、不真面目な人が幅をきかせていて、相当に迷惑をかけられても、国は守ってくれない。刺されたり、火をつけられたり、暴力を振るわれたりしてやっと、警察が動いてくれる。日本の人権主義者は、権利と同等の重さの責任が課せられていることや、他者にも権利があることを考えず、問題の多い人間の人権尊重ばかりを叫ぶ。まちがった、甘やかしに過ぎない人権尊重思想は、すみずみまで行き渡っていて、学校の先生も生徒に厳しい指導ができない。「問題を起こさず、当たりさわりなく、なんとなく処理するのがよい」と先日も現役の先生が言っていた。

私たちの医療現場でも、精神的におかしいとしか思えない患者に、ときどき困り果てるほど迷惑を掛けられる。一時間も相談にのり、その後も何回も同じ質問を繰り返し、それでも納得できない、インフォームド・コンセントの義務違反だ、患者の権利無視だと騒ぎ立てる人は必ずいる。その類の人の主張を、無限に許容することが、社会の屋台骨を壊してゆくことに通ずると思われる。迷惑を掛ける人物が野放しにされ、真面目な人間が我慢を強いられている、というのが現状だ。

真面目で良識的な人が報われ、それを乱す者から守られる屋台骨をもっと厳しく再建してゆかないと、気質どころではないだろう。社会的にはある程度の規律を明確にし、その上で、私たち一人一人も、時代に流されない自立した人間になってゆかなくてはならない。

政治家の質の悪さを述べたが、それは彼らを選ぶ国民の質の低さそのものの表れである。社会をある程度の質に向上させるにも、個人が人間らしい生活をおこない、人間らしい体を育てゆくにも、おおもとでは個人の自覚が必要である。日本では、この大衆の自覚のレベルが非常に低い。低いもの、愚かなものを過保護にして甘やかす、戦後日本の通俗的な人権思想が、愚衆を増長させたのである。非思想民族と言われる日本人の素地に加え、敗戦とともに甘いアメリカの人権思想や教育思想が移入され、このようになってしまったと考えられる。世界を旅してみると、日本人の大衆化が強く感ぜられる。テレビを付けて見れば一目瞭然であり、その国民のレベルがわかる。日本の娯楽番組のひどさは、見ていて頭が痛くなるが、だれがこんな番組を見ているかと言えば、ほとんどの家庭でそのような番組を見ているのである。

大衆とは、自分の目で見て、自分の頭で判断し、自分の責任で行動することができない人、というのが私の定義である。したがって、大衆になれば、時流に盲目的に流され、この文化の質の程度の生活をし、その程度の体になるしかない。

「大衆になるなかれ、自立を！」というのが、私の健康観の出発点である。私はいつも、「人は認識の程度に病み、認識の程度に治る」と言っているが、文化も国民の認識の程度にほかならない。

現在の日本のように、大衆の質が非常に低俗な中で、人間的生活をおこなうということはかなり難しく、自覚した人にしか可能とならない。人と異なる言動をとることが白い目で見られやすい日本で、自分の確信を貫くことには少なからずエネルギーを必要とするのだが、俗衆と馴れ合う必要などまったくない。自分であること、自分の心と顔をもって生きるのが人間の条件であり、そのように生きるためには確信を曲げてはいけない。本物の人間だけが尊いのである。

日本のテレビ、特に民放の低俗さに、私は常に眉をひそめているが、そのような番組をめぐって大衆のレベルの惨めさを露呈する事件が起きた。騒動の発端は、ある民放人気番組で、「納豆を食べるとダイエットになる」という内容の放送をしたところ、全国の店頭で納豆の品切れが続いている、というものだった。私の近くのスーパーマーケットでも、「生産が追いつかず品切れ!」の札が掛けられていた。

納豆は私も好きだし、植物性タンパク質補給にもよく、毎日食べている。自然農法栽培の大豆を用いたものを、わざわざ取り寄せ、もう何十年も食べているし、「良い歯の会」でも勧める食品だ。しかし、食生活全体の中で、バランスよく納豆を定着させるために、よく話を聞いて理解を深め、試食をし、実際にいくつかのメニューの中に採用してしばらく試した後、やっとのことである。低俗番組ですぐに走り出す大衆のバブルのような行動が日常の食生活に長く続くはずはない。人騒がせな波は、一週間もすれば終わると確信していた。ところが二、三日すると、新聞の一面トップに大きく、その番組の主な内容が捏造であったことが報じられ、あっけなく落着した。

「良い歯の会」が二六年間も続き、参加者が絶えず、理解を深めて健康的な生活をする人が増え、実績を上げている最も大きな理由は、この「大衆になるな」という原点にある。己れが生まれたときから胸の底にほこほこと燃え続けている原初の願いを大切にして、原初の願いに沿って生きよう。自分らしい顔と心を捨てないで生きよう。いのちの声を聞く耳、いのちをみつめる目をもって、自分のいのちが願っているものを大切にして生きよう。私は基本的なところで、いつもそう訴えてきた。生きる確信者になろう、と。そのように生きることを発見した人だけが、人間らしく自分らしい人生を築き、結果として人間らしい歯と体と心を残すのである。その残された結果を〝健康〟と呼ぶのだ。

歯育・食育の原点となり、力となるのは、自分らしい生き方の確信にあるのだ、と私は思っている。

大切な医農智《いのち》の連携

食育基本法ができたということは、食育運動を発展、普及してゆくために大きな意義がある。国の政策としても推進してゆく必要があると、国が考えていることだ。しかし、国がその必要を認めざるを得ないということは、それほど、日本人の食と身心の荒廃が進んでいるということでもある。もう待ったなしで、かなりの力を入れて、この運動を推進してゆかねばならない。「良い歯の会」を始めた頃から、私は、すべての持場の人が共同のテーブルにつこう、と訴えてきた。具体的な生活としての食が改善されるためには、一部の持場の人で頑張っても実現できないからだ。共同のテーブルについて協力する、という発想の象徴として、「良い歯の会」の新聞「いのち」に医農智という文字を当ててきたことは前に書いた。今、日本の食育運動を盛り上げ、食を再建し、民族力を再建するためには、本当に多くの持場の人びとが共同のテーブルに結集する必要がある。

医学的研究や臨床技術の確立に携わる人、農業や食に関する仕事に携る人、各種の基礎研究者、教育関係者、マスコミ、政治、行政関係者、そのほかすべての人びとが、健全な食と健全な食文化、健全な日本人の再建の必要性を認識し、連携して力を発揮してゆくことが問われていると思う。これまで記したごとく、今の日本の若者や子どもたちの体と心の現状は、だれの目にも明らかにひどい。これが日本人、人間とは信じがたい異常の淵に追いつめられている人が多く、子どもたちの多数派が、その兆候を示しているのである。

私は今、特に、各界の指導的な人たちに、日本の若者や子どもの現実を見て欲しいと希望している。この現実を直視し、理解した上で、ぜひ力を発揮して欲しいと願っている。指導的な人びとが力を発揮すればまちがいなく世の中は変わる。

退化《たい》の波は、咀嚼器官から先行するので、その異変の波が、いち早く私たち歯科臨床の現場に押し寄せているのだ。津波の第一波が到来しているのである。私は心から、多くの方々に、特に指導的立場にいる方々に、この実情を知ってもらいたいと思っている。

8章　健康に生きる四原則

——生きる充実感を感じる健康法を

健康に生きる四つの原則について述べる前に、まずその前提となる人生に対する態度の大切さと、自分のいのちを見つめる目の大切さについてお話したい。

私は健康になることだけを説く健康法にあまり関心がない。人間は健康になるためだけに生きているわけではないし、何を食べれば良いとか、何を飲めば効く、どんな呼吸法が良いとか、そのそれぞれはみんな良いにしても、それだけで身心の状態がまったく良くなるほど単純な問題でもないからだ。

また、私たちの日常は、良いと言われることのすべてを実践できる状況でもない。健康にはマイナスと承知で、ある仕事をしなければならない事情はたくさんあるし、酒だって飲みたい。最も重要なことは、生きがいがあり、充実して生きていないなら、あまり意味はない、ということだ。充実して健康で長生きできるのが最もよく、意味もなく、充実感もなくて長生きしてもみんなうれしくはないはずだ。生きがいがあり、充実感がある健康法でなければ長くは続かない。私は、その人がその人の原初の願いに沿って、その人らしく生きることが健康法の第一の条件だと思っている。「良い歯の会」に、人が集まり続ける理由もそこにあるのだろう。自分の固有の生き方を探ろうとする、哲学的色彩の強い教室の在り方が、多くの人を惹きつけ続けているように見えるし、そこで何かを発見した力が確信となって、その後の生き方を安定させているのだろう。

確信をもって生きるとき、心に空虚がなく、免疫力が高まることも知られている。充実感をもって楽しく生きることが、健康法の基本にあるべきだと、二六年の「良い歯の会」の中から私は学んできた。

いのちを見つめる目

いのちが、いま欲しているものは何か、それを見つめて受けとめる繊細な目と心も大切だ。すべての生命は、条件が整えば元気になり、繁栄し、条件が失われればあっけなく病み滅びる。だから、いま、自分や家族などのいのちが、嫌がっているものはないか、今何を求めているのか、それを理解する目が必要である。いのちは敏感で繊細だ。本当に驚くほど繊細だ。ほんの少しのことで調子が良くなったり、悪くなったりする経験はだれもが持っている。だから鈍感な人はそれなりの生き方になってしまう。

従業員の女子スタッフに、院内の花の世話を担当させると、その繊細さ、鈍感さの感性の差と、その影響力がよくわかる。鉢植えの花も、温度が高い所が好きなものもあれば、低目の温度が好きなものもある。陽が当らなければすぐにダメになる花も、日陰でも大丈夫な花もある。花によって、求める水の量も違う。それを感知し、対応している人が担当すると、花は長い間、生き生きとしているが、鈍感な人が担当すると、あっけなくダメになってしまう。鈍感な人は、言っても理解できず、身につかない。マニュアルを作って世話をさせるしかないが、それでも微妙な環境の状態を繊細に見てとって対応できないから、やはり限界がある。

私は長い間、野菜をたくさん作ってきたので、作る人の感性の差が、作物の成績の差にそのまま出ることをよく知っている。私の診療所では、二人の有機農業の農家に頼み、週二回、野菜を届けてもらって販売している。本物の味を知ってもらい、本物の食生活に定着してもらうための教育が主な目的である。また、真面目に本物の野菜を作っている農家を、広く消費者に紹介する目的もある。この二人の農家の人の性格には大きな差があって、一人は厳しすぎるほどの目で畑や野菜を見ていて堆肥や土の作り方も繊細を極めているが、もう一人は、ややおっとり型である。届けられる野菜は、形も味も二人の性格そのもののコピーである。一人の野菜は形も良く、大きさもそろい、風味も優しい。もう一人の野菜は、やや大き目でふぞろい、味もやや大味である。

また、たとえば、冬にビニールハウスで野菜を作ると、作る人の繊細さの差は、無惨なほど大きく現れる。ビニールハウスは水と温度のコントロールができれば、野菜は冬でも青々と元気に育つが、そのコントロールができないと無惨に枯れてしまう。ビニールハウスは、昼には温度が夏のように上がり、夜には凍《し》みてしまう。だから昼は窓を開け、通気をよくして温度があまり上昇しないようにし、夜は窓を閉めて、凍みないように心を配らなければならない。水も必要な量を与えなければ枯れる。この気配りが、繊細な人には自然にできるが、鈍感な人には教えてもできない。朝も夕も、気も働かず、野菜の気持ちなど考えもしない。だから、昼には温度が上昇しすぎ、夜には低くなり、あまりの温度差に耐えられず、ほぼ全部、溶けたように枯れてしまう。

冬野菜は、ある程度の低温も経験させる必要がある。零度くらいになると、凍みないように体内の糖度を上げ、低温でも生きてゆけるように備える。霜が下りると野菜が甘くなるのは、このためだ。このような知識を知ろうとする頭の働きも必要なのだ。

自分や家族のいのちを見つめ、いのちが嫌がっている環境を改善し、いのちが求めている条件を整えてあげる繊細さ、これがとても大切であることを強調したい。

いのちを見つめる目というとき、基本は生物としての生命を生物学的に見つめることである。私たちが生物学的に、最適生存条件下にあるか否かを見つめることである。その目は、微生物学者が微生物を観察する目や、植物学者が植物を、動物学者が動物を観察する目と同質のものだ。しかし、私たちが人間のいのちを見つめる場合には、もう一つの視点が必要で、それは私たちの心が充実できる状態にあるか否かである。生物の中で、人間は最も精神性の強い生き物で、精神的に人間を生かすことも殺すこともできるような性質を備えている。したがって、精神が充実し、強い状態にあるように自分をコントロールすることが大切である。いのちを見つめるというとき、人間の場合は、身心の双方を見る目が必要なのだ。

人間の生命の状態が、身体的または精神的な条件によって、どれほど微妙に影響を受けているかはだれもが経験している。

生物学的、身体的条件は、もちろん健康状態を左右する。空腹も満腹も、過ぎれば体調が崩れる。寒さも暑さも同様だ。脂っぽい物を食べすぎた後、胃がもたれてよく眠れない経験をした人は多いはずだ。すると翌朝は、体も頭も重く、元気が出ず、頭も冴えなくなる。過労や、陽に当り過ぎても、運動や陽に当ることが極度に不足しても、やはり体は不調となる。

心の状態、精神的状態も、同様に健康状態を左右する。絶望するような出来事があれば胃も悪くなり、顔の色艶は悪化し、生命が危険にさらされることもある。反対に、希望する目的に向かっているとき、身体的に不利な条件下にあったとしても、人間の生命は驚くほどの強さを発揮することは、V・E・フランクルが明らかにしたとおりである。では、いのちを見つめる目は、一体、どんな場面で育まれるのであろうか。

――いのちに触れる体験

いのちは本当に繊細なものだ。その構造や働きは複雑で、現在の医学でもまだそのすべてを明らかにすることなどできない。そのできない部分も含めて臨床家はそっくり捉えなければならない。訓練された感性に裏づけられた臨床勘も重要な役割を果たすのである。

私も、いのちの強さや弱さ、その働きの繊細さに驚かされる経験をたくさん重ねてきた。死を宣告されていた重症の膠原病が見る見る治ってしまい、不思議なほど元気な人になって驚かされた例も経験した。自殺ばかり考えていた人が、咬み合わせを調整した途端、明るく前向きな人生観に変わるという不思議も見てきた。不妊外来の治療でも効果がなかったのに、歯を治したら子どもができて、患者も私も驚いた例をいくつも経験してきた。これらを可能にするものこそ、観察力、いのちを見つめる目にほかならないのである。

私が臨床の場で、このことに気づいた最初のきっかけは、治らない歯周病との闘いであった。私がまだ歯科医として駆け出しの頃、歯周病は治らないと信じられていた。少なくとも、治らない歯周病が多く、それらに難治性歯周病、という名がつけられていた。有名な教授や臨床家のセミナーを受け、その通りにしても治らない例のほうが多かったのだが、私は、これは歯周病学にまちがいがあるに違いないと直観的に思った。そしていろいろな調査研究を重ねた。海外の少数民族の調査、食事戒律のある宗教団体の調査などをおこない、患者の食事分析や血液検査も多数おこなった。

その結果、最も参考になったのは、患者千百人を超える食事分析結果であった。歯周病が進行している人と、歯周病にならない人では、摂取する栄養素のバランスが、まったく違うパターンを示していたのである。つまり、歯周病型食事は、脂質、タンパク質、エネルギーが過剰で、ビタミン類、ミネラル類、食物繊維が不足する。反対に、歯周病になりにくい食事バランスは、脂質、タンパク質、エネルギーが控え目、または適正で、ビタミン類、ミネラル類、食物繊維が十二分に摂取されている。

このデータを、ほかのデータと重ねてみると共通項は明らかだった。伝統的な食生活を続けている少数民族や、戒律によって自然な物を食べている宗教団体には歯周病がほとんどなく、その食事を分析すると、まさに歯周病になりにくい栄養バランスのパターンなのであった。古代人に歯周病がほとんど見られないのも同じ理由によるだろうと考えられた。

私は早速、歯周病治療の基本に食事改善を採り入れた。歯周病になりやすい食事バランスから、なりにくい食事バランスに改善してもらい、その上で手術やブラッシング指導などの処置をおこなったのである。その結果は素晴らしいものだった。それまで難治性歯周病のレッテルを貼られ、あきらめられていたタイプの症例が、実によく治るのである。

食事バランスの改善を基本としなければ歯周病は治らない。私はそれを二七年前から歯科界で訴えたが、いままでは考えられないほどひどい圧力を受けた。群馬県歯科医師会は、わざわざ講演会を開き、あるいは会誌を使い、丸橋の歯周病説は非科学的で、新興宗教の教祖だなどと中傷した。

しかし、結局、良い結果が出る所に注目は集まる。マスコミでも重ねて取り上げられるようになり、ついに一九九六年、厚生労働省が生活習慣病の分類をおこなった際には、歯周病は食事が原因の生活習慣病である、という分類となった。

どんなに立派な教授の学説でも、それによって効果が上がらないのは、学説のほうにまちがいがあるに違いない、私は素直にそう考えたが、それが、いのちを見つめる目、が持つ力にほかならない。自分の生命を健康に導こうとするなら、私たちは、いのちを見つめる清らかな目を持たねばならないのである。

いのちを見つめる目を育むもの、それはいのちに触れる体験である。山村で育った私は、まさに生き物を友として成長したので、いのちに触れる機会は豊かであった。その時、私の感覚に焼きつけられた数々の経験が、現在も私の生命観の基礎を築いていると思う。数え切れない経験の中から、少年だった私の心にハッとする衝撃を与えた例を二つだけ紹介しておきたい。このような経験の積み重ねによって生命観は育まれ、いのちを見つめる目は開かれると思う。

野生の生物は、驚くほどのたくましさともろさを合わせ持っているものが多い。渓流の魚たちもそうだ。山女やカジカは、川が静かなときはもちろん、台風による激しい濁流の中でも、あの美しく弱々しい肌で生き抜く。あの泥水の中では目も見えず、呼吸は詰まり、柔らかい肌は裂けるだろう。しかし彼らはたくましく生き抜き、川が鎮まれば何事もなかったように美しい姿で泳ぎまわる。このたくましい魚たちも、ある時期、私の故郷の川から、あっという間に姿を消してしまった。昭和四〇年頃から、畑でコンニャクが栽培され、農薬が使用されるようになった時期と重なる。魚影が群れていた川は、一瞬に、静まり返った死の川になったのである。急に魚が消えた川、それは私の胸に、一瞬、空虚が走りぬけるような衝撃を与えたものだ。

小鳥たちのいのちも実に微妙である。たくましさともろさは魚たち以上に顕著だ。

私は小学生や中学生の頃、よく小鳥を捕った。ホオジロやスズメが多かったが、コジュッケイ、ハト、カケス、ウソ、マヒコ、メジロなど、多くの小鳥を捕まえて、飼った。野生の生き物は何でも手なづけるのは難しいが、特にホオジロやスズメなどの小鳥が難しい。少年の私は、彼らが好きで、どうしても飼いたかったのだが、野の小鳥にとっては迷惑なことだ。私がどんなに気を配り、努力しても、彼らは捕まえたその夜のうちに死んだ。好きな餌をそろえ、水をやり、恐怖感を与えないように静かな暗い所に置き、周りに布を被せてやったりしたが、いつも彼らは、私の心を拒絶し、朝、見に行くと必ずすべてが死んでいた。細い枯れ枝のような脚を突き出し、空をつかむようにして死んでいるのを見ると、一瞬心に震えが走ったものだった。どんなに心を込めても、できる限りの工夫をしても、彼らは常に死んだ。何かが気に入らないことだけは理解したが、それが何なのか、どうしたら解決できるのか、私にはわからず、追い詰められた気持ちだった。

そんなホオジロやスズメも、厳冬でも、雪が積もり、餌がなくても、外では元気に飛びまわっていた。

そんなホオジロとスズメを、中学生になって、やっと一羽か二羽手なづけ、飼うことに成功したが、それは偶然であったのだろう。最後まで私には、どうすれば彼らを飼うことができるのか、コツが理解できないままだった。わからない、という息苦しい感覚が心の中に残ったまま、それは今も私の中に根を張っている。

このように、生き物に触れる体験を重ねると、どんなときどのようにすれば生き物は死に、どのようにすれば生きるのか、少しずつわかってくる。わからない部分は考えるようになる。それがいのちを見つめる目を育むのだ。

自分のいのちの声に鈍感にならないために、自然に、生き物に、触れる機会を増やしたい。野菜や花をつくり、ペットを飼うのもよい。じっと彼らと付き合い、いのちの栄える姿、枯れて、死にゆく様を見つめる中から、私たちは大切なものを発見してゆくのである。

丸橋の健康生活四原則

二六年間の「良い歯の会」の経験から、四つの原則を守れば、かなり高いレベルでの健康が実現できることを知った。空論や理想論ではなく、多くの人が実践できるものであることが、臨床家の私にとっては重要である。あまり厳しく、実践が難しいものでは現実的ではないし、そうかと言って、単なるハウツー的なものはほとんど定着しない。私が揚げる四原則にも、新しい点もあり、多少の思想的理解を必要とする面もある。つまり、四足の家畜健康法とは異なる、二足直立歩行をする人間のための健康法であることを明確に意識している点で、新しい生命観に基づいたものであり、また心を持ち、その働きを考慮せざるを得ない、ホモ・サピエンス・サピエンスのための健康法なのである。

第一原則は、二足直立歩行する人間が、力学的に、宿命的に負う弱点から生じやすい異常に対して著効のある、新しい生命観に基づくものである。

第二原則は、どの健康法にも必ず含まれる食生活についてのものであるが、よく咬むことの大切さを強調している点に注目していただきたい。第一原則との関係が深い。

第三原則も、運動が、単に体力を増進するためだけではなく、筋力を強化して、姿勢を保持することを大きな目的としている点で、やはり第一原則と深く関わるものだ。

そして第四原則は、前頭葉を発達させた人間固有の、神経系の機能を強化し、維持しようとすることを明確にしている。やや難しい面もあるが、生きがいのある、充実した人生にするためにも意義ぶかい。

もともと健康の追求は、何かを食べていれば健康というような軽いものではない。生き方の探求と重なる性格の強いもので、求道的な面も必ずある。私の四原則も、簡単と言えばそうも言えるし、完全に実践できなくても、要点をおさえれば十分な効果が上がる。

しかしじっと、自分のいのちを見つめながら考えてゆくと、限りなく奥の深いものでもある。「良い歯の会」で私は、「だれでも一度ですべてを理解し、身につく人はいない、理解できたところから試してみるのが大切だ。そして繰り返して試しているうちに、理解は深まり、広がり、本当に身についてゆく」と何度も繰り返し話している。この四原則も、まずピンときたところから試しに実践してみていただきたい。必ず体が応えてくれるはずである。そして次第におもしろくなり、次のものを発見し、さらに実践が定着してゆく。それが生き方を考えることと重なってはじめて、本当の健康法と言える。

私が「良い歯の会」で出会ってきた大方の人は、そのような歩みをしている。

第一原則　咬み合わせを正し体の重心を整える

唯一、二足直立歩行をしている人間には、常に直立姿勢を崩そうとする重力がかかっていて、その力は相当強力なものだ。体重六〇キログラムの人は、常に六〇キログラムの力で引っ張られ、崩されようとしているのだ。人間の直立姿勢は、バラバラの骨を縦に積み重ね、それを筋肉の力で支えて保たれる構造になっている。自由度が高い一方、極めて不安定な構造で、飛行機が落ちて検屍に行ってみると、人体はバラバラに分離してしまって、拾い集めた各部の骨をパズルのように組み合わせるのに苦労をする。

人間は頑張って重力に逆らい、直立しているのだが、所詮、人間が負けて重力に引っ張られ、崩れてゆくのが宿命である。加齢で骨や筋肉が細くなると、張り子の人形が雨に濡れたように、グニャグニャと形を崩してゆく。そして老人の体形となってゆく。

加齢によって起きる人間の形態的変化とほとんど同じことが、退化によって若い人にも起きている。猫背となり、首を前方に突き出し、腰が曲がり、手を後方に出す姿勢だ。体を使わなくなり、骨と筋肉が細く、弱くなって、老人と同じ体形の崩壊が起きるわけである。

人間が正しい直立姿勢を保つために、もう一つの重要な働きをしているのが、上下顎の歯の咬み合わせだ。人体は背の高い体の頂点に、約五キログラムもある頭を乗せていて、ちょうど、やじろべえの頭、皿まわしの皿のような構造になっている。頭や皿の重心が前後左右に移動すれば、これらはその方向に倒れそうになる。やじろべえは倒れないように回転して手を振りまわし、皿まわしも皿を回転させたり、支柱を上手に移動し、転倒を防いでいる。人体の頭部では、下顎が前後、左右、高低と三次元的に動くが、この下顎の移動によって頭部の重心が移動をする。その重心の移動を何かで補正しなければ、人体は倒れてしまう。私たちは下顎を動かして頭部の重心を調整することと、体を曲げ、筋肉の力を調節することによって転倒を防いでいるのだ。

ここで二つのことが言える。頭部の重心に狂いがなければ、骨格や筋肉に多少の退化があっても、体は微妙なバランスを保てるということ、そして、頭部の重心に狂いが生じれば、筋肉等は強くとも、ある程度体をくねらせて、重心の調整をしなければならないということだ。しかし体をくねらせ、不自然な姿勢で重力に耐えるということは、体に大きなストレスがかかる。血液の循環も悪くなる、ということが起きる。

頭部の重心に狂いが生じないためには、咬み合わせに異常がなく、下顎の位置が三次元的正中になくてはならない。これを保つことが非常に大切なキーとなるわけである。ここでまず、咬み合わせの狂いが生じないような予防的対策についてまとめておく。予防は簡単にでき、時間も費用もかからず、痛くもない。最も賢明な道なので、ぜひ実践していただきたい。

〔正しい咬み合わせを育て、保つ予防法〕

●よく嚙んで食べる
最も大切なことなので、とにかく、良く咬んで食べよう。一口五〇回以上が好ましい
●左右、同じ回数使う
下顎は、多く咬む方向にズレやすい
●口唇を閉じて食べる
開いていると開咬（オープンバイト）になりやすい
●正しい姿勢を保つ
右を向いたとき、左を向いたときで下顎は偏位する。猫背のとき、下顎は後退する
●必要な場合は正しい治療を受ける
ムシバや、抜歯後の放置は、咬み合わせがズレる元凶。傾いた親知らずの放置も悪い。また、不良な補綴物が咬み合わせを狂わせている場合が多いので要注意。咬み合わせについて、正しい力量を持っている歯科医を探しておこう

●ムシバ、歯周病などを予防する
　食事に注意し、ブラッシングをしていれば簡単に予防できる

　以上のような対策を早くからおこなっていて、予防ができた人は良いが、現実にはすでに咬合不良の人がほとんどである。初めに現れる症状は、肩や首のコリなので、いつもコリが出る人は、咬み合わせに問題ありと考えて九〇パーセント以上まちがいない。予防は自分でできるが、狂った咬み合わせは歯科医に治療してもらうしか方法がない。ところが大問題なのは、咬み合わせの異常を正しく診断できて、正しく治療できる歯科医が極めて少数しかいないことだ。これが最大のネックと言ってまちがいない。しかし数は少ないながら、少しずつ現れつつあるので、慎重によく調べてから歯科医を選ぶべきだ。歯科医選びが最も困難な作業で、これが成否を決すると言える。歯科医を選ぶのに、次のような注意が参考になると思う。

〔咬合治療が正しくできる歯科医を探すために〕
●大変難しく、簡単には見つからない、という覚悟を、まずしっかり持ったほうがよい。それでも努力をすれば必ず見つかる
●最も信頼できる情報は、患者さん同士の情報だ。多くの患者さんの話を聞くことが大切だ
●最近、マスコミが医療のテーマを取り上げることに慎重になっていて、マスコミからの情

報が得にくくなっている。悪質なケースがあったからだと思う。それでも多くの医療担当記者の話を重ねると、信頼性の高い情報も見えてくることがある

●本を出している歯科医が良いとも限らない。その内容をくわしく検討することと、出版社の信用性も検討したほうがよい

●歯科関係団体や大学病院から正しい情報が得られる保証もない。同窓生や、知り合いの歯科医などに回す傾向が強く見られる

以上の項目を見ると悲観的になるが、これが現実であることを承知の上で探すべきである。咬合治療は歴史が浅く、まだ大学教育でもほとんど教えられる状況ではないし、大変難しい治療なので、将来も、多くの歯科医がこの治療をできるようにならない可能性が高いと思う。だから、予防が大切であることを肝に命じて欲しいのだ。

最後に、狂った咬合を直すためにはどのような処置があるかを列挙しておく。

〔狂っている咬み合わせを正す治療法〕

臨床的には、一見すれば概略は把握できるが、当院では次のような診断をおこなってから治療方法を説明し、患者さんの希望によって選択してもらうようにしている。

◎診断

●顔形、体形の観察、下顎角の張り具合、下顎の細さや後退の程度、目や口唇の水平性、顔や体の左右対称性などを観察し、スライド写真に残す
●問診（体調やいつから発病しているかなどを問診）
●X線写真撮影（パノラマ、頭部、顎関節などの撮影をおこなう）
●歯列弓のスライド写真、研究模型の型どり、をおこなう
●咬み合わせ状態をチェックする
●そのほか、必要に応じて、サーモグラフィーによる体表温度測定、視力測定、血液検査（免疫細胞のバランスを調べる）などをおこなう、バイト・トライをおこなうこともある。

これらの検査の結果、どのような処置によって、どの程度の効果が期待できるか、予測できる。予測は九〇パーセント以上当ると考えてよい。退化の程度、発病してからの時間的経過、他に精神科的原因があるか、などにより、効果が少ない場合が少数認められるが、九〇パーセント以上の確率で改善できれば、医学的分野での信頼性は極めて高いと言える。

治療方法としては次のようなものがある

◎治療方法

●咬合調整

上下の歯の不要な衝突によって、下顎位が、左右、前後に偏位（ズレる）しているのを解消するために、衝突部をけずる治療。咬合学は非常に難しいので、簡単に述べると、上下の咬み合わせは、高さを決定する中心の当り（B点）と側方に押す力を加える点（A点とC点）がある。A点とC点で異常に強く当る所があると、側方にズレる力になるので、そこをけずるわけだ。また、下顎を後方に押し込む当りもけずる。

下顎の偏位が小さく、B点がしっかりしている症例では、この処置のみですべて、解決してしまう場合もある。反面、B点がない症例では、まったく効果が期待できない場合が多いので、適応症ではない。

咬合調整は、クラウンなどの人工歯を優先してけずるが、現実的には天然歯の位置が悪くて衝突するケースは多い。この場合は天然歯でもけずる必要がある。しかし、咬合異常で身心の調子の悪い人の中には異常に神経質になっていたり、自己診断に陥っていて他者の意見を聞かない人もいる。そのような人は、自分の歯をけずるのは絶対イヤだと言う人もいる。私たちは説明はするが、選択するのはあくまでも患者さんなので、咬合調整をすれば治ることはわかっていてもできない場合もときどきある。

咬合調整はあくまでも、第一に打つべき手段で、これですべての症例が解消するわけではない。特に咬み合わせが低い（咬合高径が不足）ケースでは、咬み合わせを高くしなければ根本解決はできないので、咬合調整は決定打にはなり得ない。しかし現実的には、咬合高径不足の症例が八割以上である。退化すると必ず咬合高径不足となり、また治療によって入れられた補綴物も、低いのがほとんどである。高く入れると患者さんが高いというのを恐れ、安易に低い補綴物が入れられる傾向が強いのだ。

咬合調整では解決できない症例では、スプリントを用いて、一気に下顎位を三次元的正中に近づける補正をおこなう。

●スプリントを用いた下顎位の補正

多くの症例では、咬み合わせの狂いは寸法的にわずかなものではない。大臼歯での咬合高径が五ミリも低いケースはザラである。一〇ミリも低いケースも少数だが見られる。日本人の咬合高径の平均値は、解剖学的に報告されているが、それに比べ、退化によってそれほど低くなってしまっている例が増加しているのだ。低い補綴物が原因となっている例も多い。このような例では、ほぼ日本人の平均に近い位置で咬むように補正したスプリント（マウスピースのようなもの）を作って、歯列上に嵌め込む。これによって、一気に、大幅に咬合の狂いを改善できる。スプリント療法は、咬合支持を失い、咬合力と重力に押しつぶされた咬合と姿勢を強力にジャッキ・アップし、立て直す方法である。例を示すと、写真34が、補正前の咬み合わせで、

写真35がスプリントで補正した位置の咬み合わせである。退化や低い補綴物によって、これほど低くなっているとは、一般の人には驚きに違いない。

この例では、写真34の咬み合わせのときに比べ、スプリントを入れた状態では体調が次のごとく改善している。

●疲れやすい　10→6
●姿勢が悪い　10→6

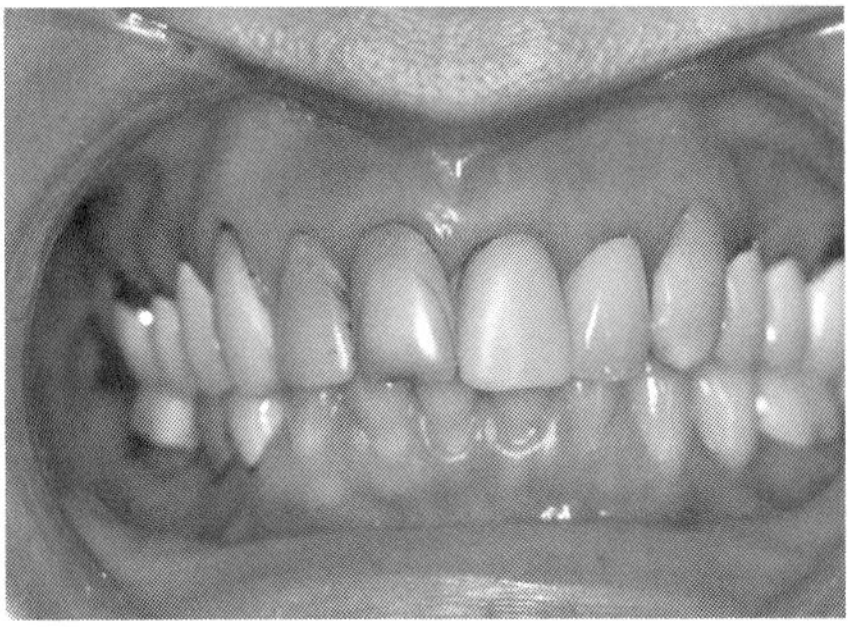

写真34　スプリントを入れる前。退化に加え、不良な補綴物によって、咬合高径が大幅に不足している。

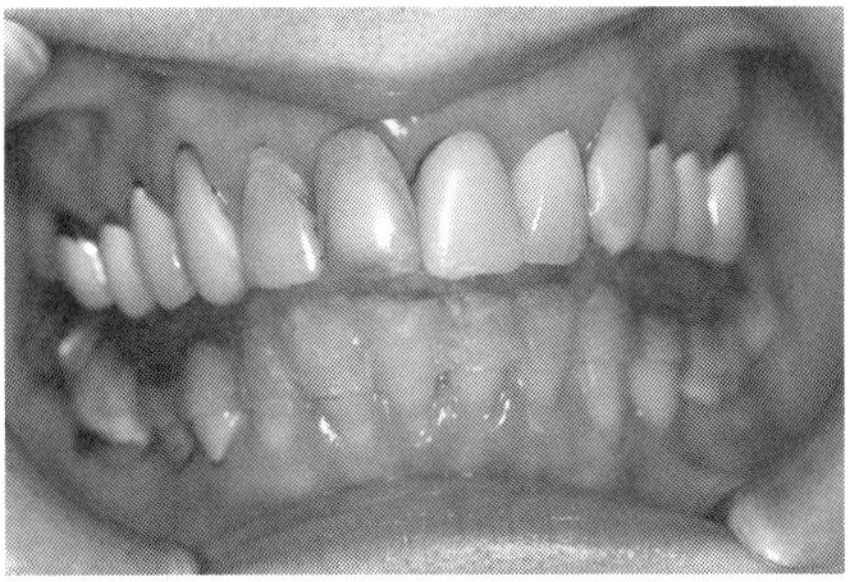

写真35　スプリントを入れたところ。透明なプラスチック製のスプリントが入っている。これが日本人の平均に近い高さで症状も改善した。

●腕を回すと肩がなる　10→6
●首をまわすと後頭部がなる　10→5
●肩こり　10→6
●左右クリッキング　10→6

●スプリントによる体調の変化

スプリントによる下顎位の調整は、最初にセットしてから、何回か調整を続け、最も安定した体調の良い位置で終了する。新しい下顎位と、その姿勢に筋肉などをならしながら、調整は約一ヵ月に一度おこなう。何回で体調がすべて解消するかは、その症例の重症度によって大きく異なる。一回で解消する場合もあるが、二年も続け、やっと八割程度解消するケースもある。もちろん、適度な運動をするなどして筋肉がついた人のほうが早く良く治る。

スプリントを入れたまま、食事もでき、生活もできるが、取りはずし式で不便だったり、食事をしていると磨耗して低くなったり、レジン製なので破損したりもして、このまま使うのには向かない。あくまで治療用と考えて欲しい。

では、スプリントの調整が終わると、次にはどうするのか。

●補綴して仕上げる

スプリントで補正し、症状が解消してしばらく時間が経過すると、筋肉などがその位置で安定する。すると、スプリントをはずしてもすぐには下顎位が逆戻りしなくなる。これをリモデリングと言う。この位置で正しく咬める補綴物をかぶせたり入れたりすれば、もう自分の歯と同じように不便なく使うことができる。補綴物としては金属冠、金属焼付ポーセレンなどが安定して丈夫だ。欠損部はインプラントやブリッジなどを入れる。取りはずし式床義歯は不適当

写真36　スプリントで調整した後、補綴のみで仕上げたケース。

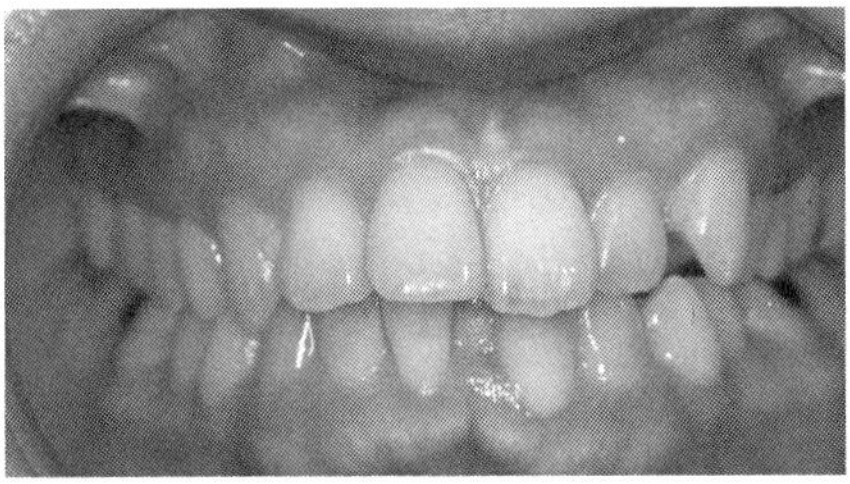

a．治療前。臼歯が舌側に倒れている。

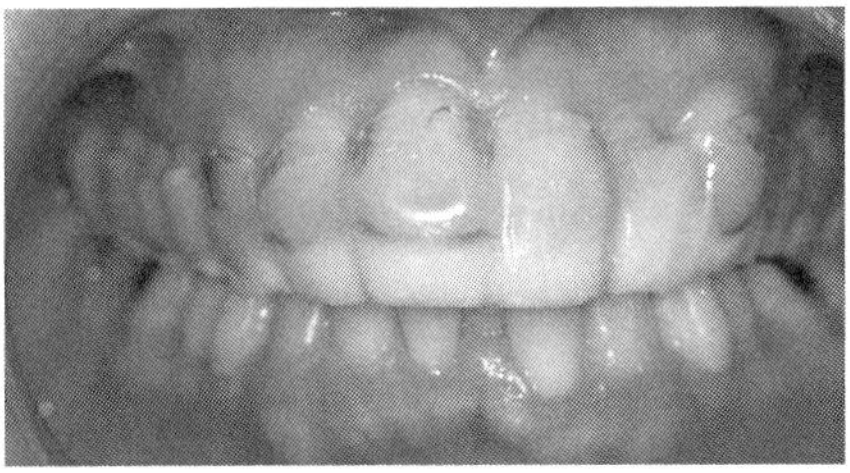

b．レジンスプリントを入れ、調整終了。

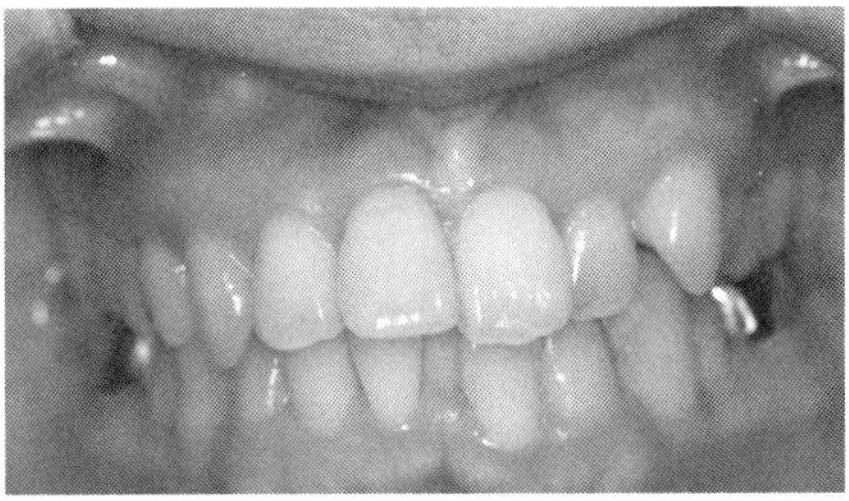

c．調整が終了した下顎位で、臼歯部を補綴した。臼歯が直立し、高くなっている。矯正はしていない。

だ。また咬合が狂ったり、バネをかけた歯がダメになったりして、せっかくの苦労がむだになりやすい。

写真36ａが初診時、ｂがスプリントを入れた状態、ｃが補綴仕上げしたところだ。こうして入れられる補綴物は、上下の歯の微妙な当り方まで計算づくで精密に製作されているので、長期間安定的に、正しい咬み合わせと姿勢を保持することができる。

●スプリント後、矯正治療をおこなう

最近は退化型の歯列が多く、歯列が乱れていて、歯の位置を矯正移動させてからでないと補綴ができない例が増加している。臼歯が倒れていたり、重なり合って萌出していたり、犬歯が飛び出していたりしていると、そのままではどのようにかぶせても正しい咬み合わせにはならない。このようなときは、スプリント療法と矯正治療をおこなってから補綴仕上げをおこなう。スプリントによって下顎位と姿勢を立て直し、正しい顎の位置をキープしながら、その位置で矯正治療をおこない、歯を正しく並べ直すのだ。

矯正治療は、このような症例では不可欠だ。歯は目的の場所に大きく移動させることができる。しかし、矯正治療の限界もある。上下の歯の接触点までを、矯正治療だけによって細部まで仕上げることは不可能だ。丈夫な人は、基本的に顎位が改善されれば、それで症状が解消してしまい、上下の歯の細かい接触点などは問題にならない場合も多いので、そのような症例で

写真37　スプリントで調整した後、矯正治療をおこない、その後補綴で仕上げたケース。

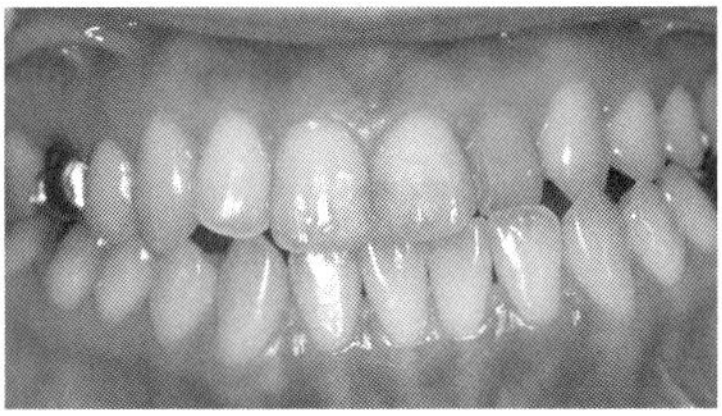

a．治療前。退化型咬合の典型で、前歯が突き当たり、犬歯、小臼歯部に空隙が見られる。きちんと咬み合っていない。このような例では、ほぼ全員、重い症状がある。

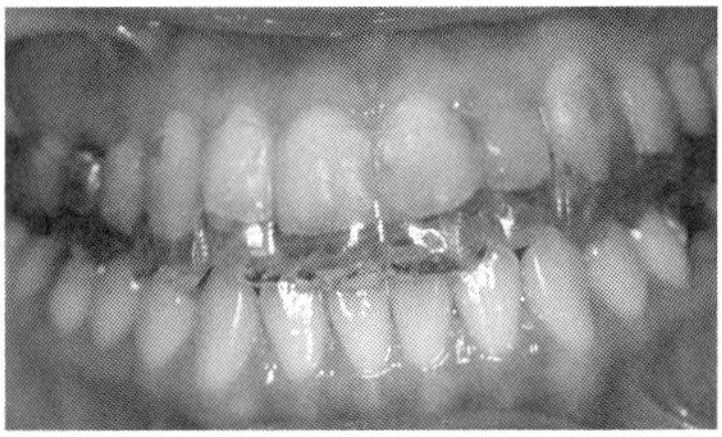

b．レジンスプリントを入れたところ。これだけ低くなってしまっていたのだ。

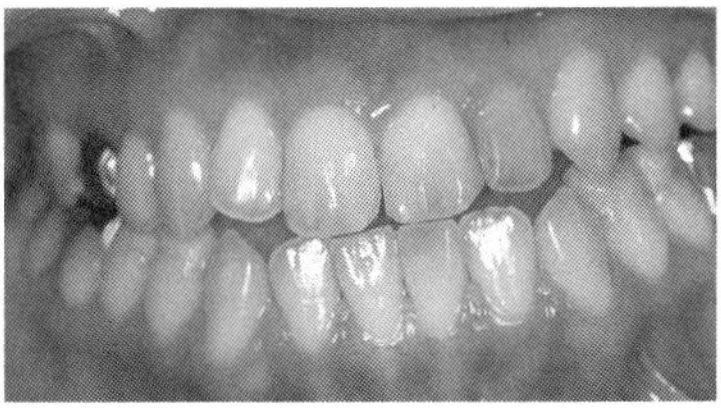

c．スプリントによる調整が終了した位置で、臼歯部を仮補綴する。前歯は離開している。

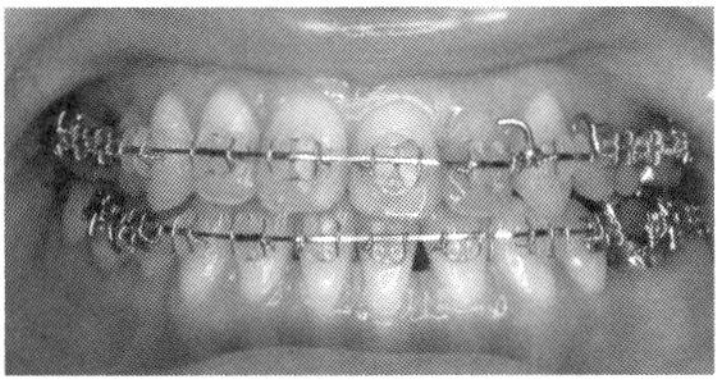

d．この位置で咬み合うように矯正治療によって歯を移動させる。

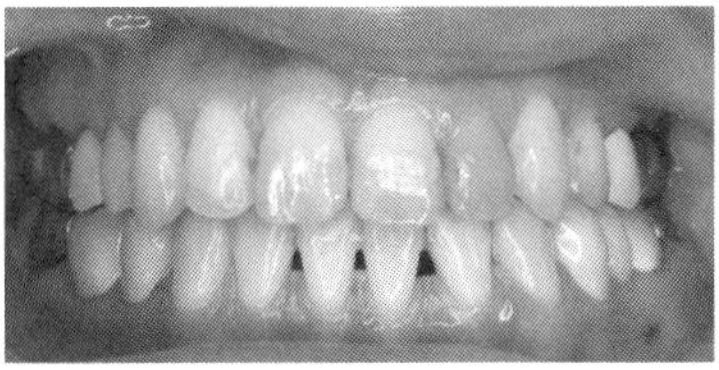

e．矯正が終了し、前歯は正しく咬み合っている。この位置で、臼歯部を最終補綴した。前歯は自分の歯のまま使える。

は矯正で終了にすることになる。しかし、咬合治療を求めて来院する人の中には、本当に、ミクロンの誤差でも発症してしまう人も多い。そのくらい、体力的余裕がなくなっているのだ。そのような精密なことは矯正治療では無理なので、矯正治療後、さらに補綴で仕上げなければならない症例も多い。一例を示すと、写真37aが治療前で、bがスプリントで調整しているところ、cはスプリントで調整が終了した位置で咬めるように、臼歯に仮歯を入れたところ、dが矯正中で、矯正装置が付けてある。そしてeは、矯正が終了した後、その下顎位を保つ位置で補綴したところだ。

こうすれば症状は解消し、よく咬めて具合が良いが、このためには三年もかかる。それに現実的には、スプリントで下顎位を補正し、仮補綴をおこない、矯正をおこなった後に補綴で仕上げるという技術をもった施設はあまりない。その上、根管治療、歯周病治療、インプラントなど多くの難しい技術を必要とする。決して歯の治療を軽く考えないで欲しい。歯の治療は非常に難しいのが現実なので、だからこそ、予防や歯育に力点を置いて欲しいのだ。

第二原則　食事バランスを整える

これも大切な原則で、食を無視した健康法などあり得ない。効果も目に見えて大きく、あまりに原則から脱線すると明らかに体の調子は悪くなる。改善すれば健康状態は大きく向上する。

食についての主な注意点は次の三つだ。

a　栄養バランスを整える
b　よく咬むこと（一口五〇回以上）
c　食品添加物など有害物質を可能な限り排除すること

普通の人の健康法としては、特殊なことをやらなくても、この三点でよいと私は思っている。ただし特殊な状態にある場合は、絶食や完全な菜食、サプリメントの使用などの特殊な方法が効果を現す場合もある。

a、bの二つの注意点について要点を記すと次の通りだ。

(a)　栄養バランスを整える

歯周病になりやすい人となりにくい人の食事調査を出発点に、私は実に多くの食事調査をおこなってきた。海外の民族や国内の宗教団体、農村と都市の子どもの比較、認知症老人と健康な長寿者の比較などである。それらから共通して見えてくるパターンがある。健康型は、厚生労働省が定める男女年齢別栄養摂取目標量に比べて、ビタミン類、ミネラル類、食物繊維がずっと多く摂られ、脂質、タンパク質、エネルギーは目標値に比べて控え目だ、という特徴をもっている。不健康型は、脂質、エネルギーが突出し、タンパク質も過剰傾向である。反面、ビタミン類、ミネラル類、食物繊維が極端に不足しているパターンとなっている。

図7　健康型の栄養摂取パターン。厚生労働省が示す栄養摂取目標量を100とした円グラフ表に、健康な人の実際の摂取量をプロットした。

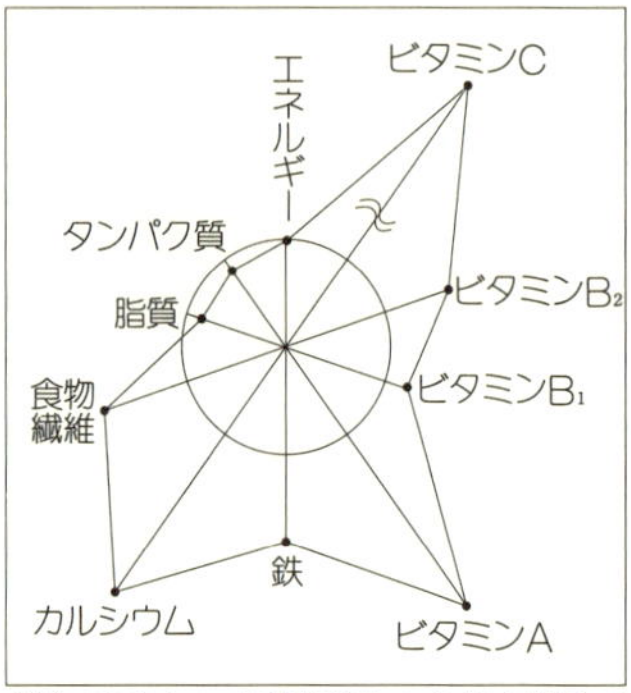

(注) ビタミンCは所要量の3倍を超えるので省略の記号(≈)を付した。

図7が望ましい栄養バランスの典型で、実際に健康な人の食事分析をおこない、それを厚労省が示す目標量を百とする円で示し、比較したパターンだ。歯も体も健康な人の食事分析をすると、ほぼすべてこのパターンである。エネルギー、脂質、タンパク質は円グラフ上にあるか、やや控え目で、ビタミン、ミネラル、食物繊維は大幅に突出している。

図8は、不健康で歯周病にもかかっている患者さんの実際の食事を分析した結果だ。厚労省の摂取目標を百とした円で示し、実際の過不足をプロットすると、このようなパターンとなるが、このパターンは不健康な人に共通している。脂質、タンパク質、エネルギーが過剰で、ビタミン、ミネラル、食物繊維が不足している。ビジネスマン、若い人、都市生活者に多く見られるパターンである。

豊富な、実際の調査結果には素直に学ぶべきである。これらの結果が、共通して教えている点は、ビタミン、ミネラル、食物繊維は多めに摂ったほうがよく、厚労省が示す目標量よりかなり多く摂ったほうがよさそうだ、ということである。そして、甘くて軟らかくてコッテリした加工食品や現代食は、悪いパターンの典型になる、ということも教えている。日本人は、甘くておいしいですよ、軟らかくておいしいですよ、と言って食べ物をすすめるが、それは高脂肪、高タンパクで食物繊維やミネラルが少なく、砂糖が多い、悪い食べ物ですよ、ということに他ならない。

図7の、望ましいパターンの食、つまり、ビタミン、ミネラル、食物繊維が多い食とは、硬くて低カロリーの食にほかならず、精製しない自然な食物はみんなこの仲間に属するのだ。食物繊維やカルシウムなどのミネラル類が多い食品は、たくさん咬む必要がある点も利点だ。

健康な人たちが食べている食生活は、精製したり加工したりした食品が少なく、自然な食品をそのまま食べることが主である点がわかったが、ここで大切なことを思い起こして欲しい。人類も含め、すべての生物は簡単に、短期間に変わることはできない、という事実だ。生物学や人類学の気の遠くなるような時間的スケールで、少しずつしか適応は起こせない。短期間に変えると多くの場合に不適応を起こす、ということだ。健康な人たちが食べている食とは、つまり人類が昔から食べ続けてきた食に、基本的には近いということにほかならない。私は、調査結果が教える方向に沿って、「良い歯の会」の食事指導を長い間おこなってきたが、結果は素晴らしいものだ。

図8　不健康型の栄養摂取パターン。脂質、タンパク質、エネルギーが突出し、ビタミン類、ミネラル類、食物繊維が不足する。

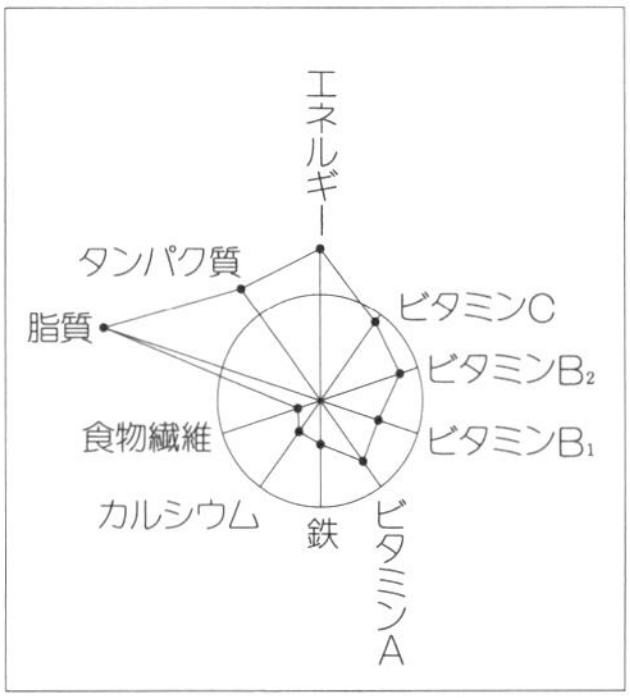

表6　「良い歯の会」のおすすめのメニュー

	一般的に見られる食事内容	→	望ましい食事内容
朝	食パン2枚（マーガリン・いちごジャム） ハムエッグ（卵1個・ハム2枚） 野菜サラダ(トマト・レタス・キュウリ) コーヒー（角砂糖2個）		全粒粉の天然酵母パン1枚半（ゴマペースト） 炒り豆腐（豆腐半丁・人参・ねぎ・さやいんげん・ごま油） 野菜サラダ（レタス・人参・わかめ・しらす） しじみ汁（しじみ・三つ葉）
昼	外食　焼肉定食 精白米（茶わん1杯半） 豚肉（150g） つけ合わせのサラダ（レタス・キュウリ） 漬物 みそ汁		お弁当 未精白米1杯半（3分づき米・麦・すりごま） 筑前煮(とりささ身大1本・油揚半分・れんこん・こんにゃく・人参・植物油) 小松菜のいそべ巻(小松菜2株・のり)
間食	ショートケーキ1個 紅茶（角砂糖2個）		
夜	精白米（茶わん2杯） みそ汁（わかめ少々） さばの味噌煮 なすのサンド揚（なす1個・ひき肉） こふきいも ホーレン草のおひたし いちご		枝豆ごはん1杯半（3分づき米・きび・枝豆） 天ぷら　えび（中1尾） わかさぎ（5尾） かぼちゃ（4cm角） さつまいも（中1/5本） のり（少々） 納豆のおろしあえ(納豆1/3パック・大根) 春菊のごまあえ（春菊3株・ごま） りんご（半分）

〔分析結果〕		〔傾向と問題点〕
カロリー	2,909Kcal	●精白米中心
糖　質	325g	●緑黄色野菜不足
たん白質	92g	●海草・豆類・小魚の不足
脂　質	130g	●動物性たん白・動物性脂肪過多
緑黄色野菜	30g	●植物性たん白不足
その他の野菜	190g	●ビタミン・ミネラル類不足
砂　糖	55g	●オーバーカロリー
塩	16g	

〔分析結果〕		〔改良点〕
カロリー	1,882Kcal	●未精白穀物の多種使用
糖　質	252g	●緑黄色野菜の増加
たん白質	63g	●海草・豆類・小魚の増加
脂　質	55g	●植物性たん白中心
緑黄色野菜	225g	●ビタミン・ミネラルの増加
その他の野菜	160g	●カロリーの減少
砂　糖	7g	●砂糖の減少
塩	7g	

◆望ましい食事内容の1日のめやす◆（1,800Kcalの食品構成）

糖質源 1,140Kcal	未精白米	茶わん3杯	
	未精白パン	2枚	
	全粒小麦粉	25g(大さじ3)	
	さつまいも	30g(中1/5本)	
	はちみつ	13g(大さじ1/2)	
	いちご	100g(大6個)	
たん白質源 400Kcal	大豆	5g(20粒)	植物性たん白 160g
	豆腐	100g(1/3丁)	
	高野豆腐	40g(1枚)	
	すりごま	15g(大さじ1 1/2)	
	白身魚	70g(1切)	動物性たん白 135g
	白す干	10g(大さじ1強)	
	とりのささ身	30g(大1本)	
	うずら卵	25g(大1個)	
脂肪源 160Kcal	ごま油	20g(大さじ2)	
ビタミン・ミネラル源 100Kcal	こまつ菜	100g(3〜4株)	緑黄色野菜 170g
	人参	50g(中1/3本)	
	かぼちゃ	20g(2cm角)	
	キャベツ	80g(中葉1枚)	淡色野菜 210g
	玉ねぎ	60g(小1/2個)	
	かぶ	50g(1個)	
	さやえんどう	20g(10さや)	
	昆布	少量(3cm角)	海草
	浅草のり	3g(1枚)	

では具体的にはどんなメニューを考えたらよいのか、参考例を示す（表6）。基本は主食を精白しないことである。未精白穀物からはビタミンB群が完全なバランスで摂取できるが、これを精白してしまうとほかの食品から十分に補給するのは難しい。穀物を与えて飼育した家畜の肉からはビタミンBが摂れるが、そうすると日本人には肉の摂り過ぎになってしまう。動物性脂肪や動物性タンパク質が多くなり過ぎる。日本人は、脂質やタンパク質の半分以上は植物性のものにしたほうが調子が良い。

未精白穀物のご飯やパンを主食とし、魚や大豆製品、青菜を中心とした野菜、海藻などを基本にメニューを組み立てれば、いちいち栄養成分の計算などしなくても、先の好ましいパターンのバランスで摂取できるのだ。種実豆類、小魚も毎日メニューに組み入れたい。

「良い歯の会」で、一つの典型として勧めているメニューを次に示すが、基本をよく理解した上で、どんどんバリエーションを楽しんで大丈夫だ。

(b)よく咬むこと（一口五〇回以上）

よく咬む歯育・食育のために、良く咬む必要がある食品も必ずメニューに加えたいが、参考のため、どの食品は何回咬む必要があるか、目安を示しておく（表7）。

日本にも一口五〇回以上咬む必要がある料理がいくらでもあることがわかる。九〇回以上咬まなければならないものも相当ある。しかし現実を見れば、若者の歯にほとんど咬耗が見られ

表７　料理別咀嚼回数ガイド（斎藤滋・柳沢幸江監修、風人社より）

咀嚼回数	料理名
	煮干し(353)　いわしみりん干し(328)　タコ刺し身(220)　いわし丸干し(194)　コウナゴ(162)　センベイ(162)　ザーサイ(133)　イカの照り焼き(122)　フランスパン(108)　クラゲ酢の物(105)　にんじんスティック(100)　ぜんまい煮(99)　かりんとう(98)
90回	
	メンマ(86)　こんぶ(85)　たくあん巻き(84)　刻みキャベツ(82)　ピーナッツみそ(80)　ヤリイカの刺し身(80)　甘塩サケ(79)　イカリング揚げ(76)　カマボコ(75)　インゲンソテー(79)　キノコソテー(75)　焼き豚(75)　ぶどうパン(71)　リンゴ皮つき(74)　らっきょう(74)
70回	
	ししとうの天ぷら(68)　ローストビーフ(66)　ポークソテー(66)　磯部もち(65)　コーン缶詰(65)　サザエの串焼き(64)　五目豆(62)　ビーフステーキ(62)　食パン耳あり(62)　ごぼう煮(60)　たくあん(59)　こぶ巻(57)　きんぴらごぼう(56)　白菜漬(56)　イカの串焼き(59)　キスの天ぷら(58)　ししゃも焼き(57)　野菜いため(52)　マグロ角煮(50)　麦ご飯(50)　ポテトサンド(50)　焼きとり(50)
50回	
	春巻き(49)　かんぴょう巻き(49)　ハムサンド(49)　ハム(48)　プロセスチーズ(47)　赤飯・チャーハン(47)　エビフライ(46)　ヒレカツ(42)　鉄火巻き(41)　ご飯(41)　カッパ巻き(41)　ブロッコリー(42)　なすの天ぷら(42)　ホーレン草おひたし(39)　甘エビ刺し身(39)　エビの天ぷら(38)　グリーンピースご飯(38)　焼きそば(36)　ちらしずし(33)　ナポリタン(33)　生野菜サラダ(32)
30回	
	いなりずし(29)　かぼちゃ煮(28)　エビチリソース(28)　酢豚(27)　エビずし・マグロずし(26)　冷やし中華(26)　コロッケ(25)　厚揚げ煮(24)　シューマイ(24)　納豆ご飯(23)　カレーライス(23)　茶わん蒸し(22)　里芋煮ころがし(22)　ビーフシチュー(20)　麻婆豆腐(20)　ロールキャベツ(15)　そば(15)　オレンジ(11)　冷やっこ(10)　プリン(8)　バナナ(7)

ないのだ。いかに若者が硬い物を避けて、軟らかい物を食べているかを物語っている。また、ここで示される回数は、きちんと咬んで食べる場合のことであり、多くの人はそれほどよく咬まずに飲み込んでいると思われる。

顎の先が細く、らっきょう形の顔を持つ人は、もう硬い物を咬むことが難しい状態となってしまっている。骨が太く、筋肉も太くなければ硬い物を咬む力が出ない。その上、歯がうまく咬み合っていない。上下の歯が、先端でコツンと当るだけで、小臼歯部に隙間が見られる咬み合わせの人が増えているが、その歯では、ウドン、ソバ、ラーメン、プリン、バナナなどしか食べられないのだ。自分でトライしてみればすぐにわかる。私が心配するのは、その状態の咬み合わせの人は、体力と気力が出ず、体調がどんどん悪くなっているという事実だ。そのような日本人が多数派になりつつある。団塊の世代が引退した後の日本が心配である。

第三原則　運動と休養のバランスを整える

健康や体力を維持増進するために、適度な運動が必要なことはだれでも知っているが、運動が必要な理由は主に二つある。持久力や瞬発力などの体力を養うことと、正しい直立姿勢を崩すことなく維持する筋肉と骨格を養うことである。体力を養うというのは、単に筋力を増進すれば済む問題ではなく、心肺機能をはじめとする内臓の働きや持続力を鍛え、激しい血流に耐える血管を鍛えたりすることも含まれる。体のどの器官であれ、使い方が少なければ、その程度の使用に耐える程度に退化してしまう。使わないものはダメになる鉄則は、各器官にも言えるのだ。人生には、ときには体力の限界まで頑張らなければならない状況は必ずあるので、ある程度の体力は備えておかなければならない。五十CCのバイクは常に全力で走らなければいけないので、せいぜい何万キロか走れば寿命になるが、三千CCの車なら、二十万キロ走っても大丈夫なのだ。自分のエンジンをあまり小さく退化させないようにしなければならない。

しかし、本書の主旨に沿って強調しておきたいのは後者、つまり正しい直立姿勢を維持する程度の筋力と骨格は、どうしても維持しなければならない、という点だ。姿勢が崩れると、身心ともに不調に陥ってしまう事実は、もうイヤというほど見ていただいたはずだ。ところが、最近の日本の若者たちの多くは、筋肉や骨格が退化し、姿勢が崩れ、猫背の人がやたらと目につく。背が丸くなるというのは、老人の姿勢と同じである特徴に気づいてほしい。老人のような力しかない若者が増えているのだ。いや、自然な老化より、不調和は大きく、身心の不調は老人よりずっと大きく現れている。

二足直立歩行の姿勢を維持するためには、おおよそ次のような要点を心がければよいと、私は「良い歯の会」で話している。

●運動をしすぎる必要はない

健康や姿勢を維持することを目的とした運動は、頑張りすぎるほどやる必要はない。激しい運動や、過剰な運動は活性酸素を増加させ、組織の老化を進める。あくまでも適度でよい。大学のとき、体育の教授が、有名だったテニスの選手で、彼の研究によると運動をあまり多くした人は短命である、という話をしていた。自分もスポーツ選手だが、スポーツ選手には短命の傾向があることもわかり、がっかりしたと言っていた。

では、どの程度が適度かと言えば、毎日おこなう運動は、心臓の鼓動が早まり、少し汗ばむ程度で十分だ。必ず深呼吸もしてほしい。血流が良くなり、呼吸も早まり、深呼吸をすれば肺の中の空気も入れ替えられ、酸素も補給される。十五分も体を動かせば、この目的は達成される。

改めて運動を、となると、そんなに時間がないのが現実である。そこで次のように日常生活の中で取り入れてゆくとよい。

日常的に持続可能な運動の仕方の基本

まず、通学や通勤、仕事や買物などの行動の中に無料アスレチックをできるだけ多く取り入れるのが大変に有効で、これならだれにでもできる。無料アスレチックという素晴らしい施設が、目線の置き所によって実はどこにでもあるということに気がつきさえすればよいのだ。

通学・通勤のとき、まず駅までの道路をバスなどは使わずに歩く。駅に着いたら階段がある。せっかく用意してくれた無料アスレチックだから、楽しい気分で、トントンと軽やかに、少し速めに昇り降りしよう。地下鉄の駅には実に多くのアスレチックが用意されていて素晴らしい。学校・職場がある駅でも同様だ。こうして見れば、通学・通勤中にはたくさんのチャンスがあることがわかる。学校や会社に着けば、やはり何階も昇る階段がある。これを利用しない手はない。「死刑台のエレベーター」とは言わないまでも、エレベーターやエスカレーターは「退化行き」である。階段という、楽しく「健康行き」のアスレチックを存分に利用しよう。

私の診療所は三階建てなので、エレベーターを利用せずに、トントンと小走りに階段を昇り降りしている。一日中にはかなりの回数、あっちこっちの診療部署から呼ばれるので、一日過ごすうちに結構の回数、昇り降りしていることになる。階段をアスレチックと考える以前には、昇り降りは疲れてイヤだった。重い足取りでやっと昇ったものである。それが今では体が軽くなったように、トントンと昇れる。

買物に行っても、役所に用事で行っても、無料アスレチックはどこにでもある。ぜひこのことに早く気がついて、賢明な利用者になってほしい。基本的にはこうした心構えで一日過ごすだけで、ほとんど十分な運動量が確保できるものである。

●趣味の中に運動を取り入れる

読書や音楽鑑賞なども素晴らしい趣味だが、趣味の中に体を動かすものも加えておくと運動が楽しく長続きする。山歩き、ウォーキング、ランニング、野の花や野鳥の観察、犬の散歩、自転車乗り、家庭菜園など、自分の好きなものがよい。趣味として楽しく続けられることが大切だ。もちろんジムやプールなど、施設でおこなうスポーツもよい。しかし、日常の中に組み込むほうが無理がなく、長続きする。

運動の種類としては、全身をバランスよく動かすものがよい。ゴルフやテニスなどのように、一方向にのみ回転するスポーツには欠点もある。そうしたスポーツをやった後に、必ず反対方向に体を回転させ、バランスを整えるとよい。

筋肉を弱めないための室内運動

足・腰・腹・胸・腕の筋肉を弱くしないために、一日一回、五分でよいから次の運動をおこなうと大変有効である。朝か夜か、できれば朝と夜に、次の順番で実行すればよい。腰痛もまず出ない。

- 床にあお向けになり、背を床に着けたまま、両足をピンと伸ばし、床から二〇センチメートルくらい足先を上げる。数をゆっくり一〇数えたら終わり。腰の筋肉がつき、腰痛防止になる
- 次に、前の姿勢のまま、そろえた脚を大きく一〇回上下に動かす。腹筋が鍛えられる
- 次には、うつ伏せになり、腹を支点に、胸と脚を上げ、エビ反りになって、一〇数える

●最後に数回～一〇回、腕立て伏せをおこなう

これだけの運動で必要な筋力は最低限維持できるので、やってみてほしい。家の中でできるので、朝、出勤前や、家でくつろいでいるとき、あるいは寝る前に、五分以内でできるので試してみるとよい。軽い腰痛なら消えてしまう。

●体のクセをとる簡単体操

人は一般に職業柄あるいは日々の生活を送るなかで、同じ姿勢をすることが多く、その結果として、姿勢にクセがついてしまっている場合が多い。それを解消しておいたほうが、体のゆがみや傾きが進行しない。できるだけ、自分がいつもしている姿勢と逆の方向に、体を回したり引っ張ったりするとよいのだが、基本的には簡単にできる次の運動をおこなうとよい。三分もあればできる運動だ。

●両手を天に突き上げるように背伸びを二～三回する

●次に両手を伸ばし、体を左右に大きく回す。腰も首も、ゆっくりと大きく、計五回回転させる

●前屈と後屈をする

●側方（左右）に、脇腹を伸ばすように屈曲させる
●首をゆっくり左右に回す
●最後に、再び、両手を天に突き上げて背伸びをする

以上述べた、すべての運動について、ひととおり終えたら、ゆっくり深呼吸をおこない、酸素を十分に取り入れること。

◎休養のポイント

体を使うことのみが体を作るのではない。休養することも体を作る。何か働いたり、運動をした後は、少し横になるのが理想である。重力によって血液は足の方向に集まりやすくなり、心臓にも大きな負担がかかる。少しでも横になり、全身の力を抜き、深く、ゆっくり呼吸をしていると、血圧もすぐに正常に戻る、たった五分でも効果がある。

生活のリズムとしては、昼に活動し、夜は休むというのが望ましい。人類の長い歴史の中で、人間は、夜は休むというリズムを獲得している。昼間に寝ても睡眠は浅くなるので、原則は早寝早起きである。このリズムは、人間の体から簡単には抜けないものだ。私たちの体は理屈を超えて保守的にできている。夜の睡眠は深く、朝日を浴びると血管の細胞も目覚めることがわかっている。朝、朝日を浴びてから行動を始めると、脳卒中などの血管系トラブルも減少する

てほしい。

といわれている。職業的に不可能なことも多いが、可能な範囲で、運動と休養のリズムを整えてほしい。

第四原則　精神のバランスをセルフコントロールする

健康を考えるとき、身体的な注意事項についてはだれでも語り、だれでもが関心を持っている。しかしややもすると精神的な注意事項については軽視される傾向がある。精神とはとりとめのない、気休め的な問題としか考えられないことも多い。しかし精神は身体を支配する力が大きく、身体を育て、手入れをするのと同様に、精神も育て、手入れをする感覚を身につけなければならない。

●身体と精神の双方向的関係を知る

咬み合わせが悪いと、自律神経の交感神経が優位となって緊張する状態となり、免疫細胞のリンパ球数が減少する、という私たちの研究について話した。咬み合わせを正しく補正する治療をおこなうと、交感神経の緊張がゆるみ、副交感神経と交感神経のバランスが整い、白血球の中の顆粒球とリンパ球のバランスが回復することも述べた。つまり免疫力が回復するのだ。このように、身体の状態が神経系をコントロールするのは明らかで、また一方で、神経系の状態が身体をコントロールするという力となってはね返ってくる。そして、神経系という基盤にインプットされた、焼きつけられた経験と、情報の集積すなわち記憶によって心や精神、感情といったものが形成されている。

体のどこかに強い痛みがあれば、その情報は神経系によってキャッチされ、脳に伝達され、脳の判断によって、その痛みに対応した体勢をとるような指令が出される。この体勢は交感神経優位の状態である。闘争体勢であるから、休めの状態とは反対で、したがって胃や腸などの消化器の働きは抑制され、低下する。痛みや不快、悩みなどが強いとき、胃が悪くなったり痛くなったりするのはこのためだ。反対に、体に痛みや不快がなければ、副交感神経優位になり、消化器の活動は活発となる。

このように、身体的苦痛や不具合を解消してやることが、神経系の働きを健全にする上で大切である。咬合異常は強いストレスとなるので、解消しなければならない。

精神の状態が神経系を通して身体をコントロールするシステムも同様に働いている。精神的に大きな不安や苦痛を抱えていれば、交感神経優位となり、身体や内臓の働きもコントロールしてしまう。体はリラックスできず、不眠傾向になり、消化器の働きは低下する。心臓の働きは亢進し、血管は収縮傾向となり、この身体的状態が健康状態として現れることになる。

このように、身体と精神が双方向に作用し、コントロールし合っているシステムを理解すれば、精神そのものを整え、鍛えることの意味が理解されると思う。

●精神をどう鍛えるか

身体と同様に、精神も鍛えることができる。

身体面では、たとえば筋肉は目で見て、手で触れれば鍛えた効果が確かめられるので、だれにでもわかりやすい。筋力が向上したかどうかは計測して数値でも確認できる。このように〝物〟として確かめることを理解し、それを目標に行動することは物しか見えず、精神や本質といった目に見えないものを見ることのできない人にでもできる。

精神は目で見ることができず、計測して数値で確認することもできないので、〝物〟しか見えない人には確かにわかりにくい。雲をつかむような話かもしれない。しかし、人はコンピュータと共通した特徴をもつと考えれば理解もやさしい。どの程度の能力を有する回路が組み込まれているかで、コンピュータの機械的能力が決まる。いわゆるハード面だ。そのハードに、どのような情報をインプットし、どのように活用するかで、コンピュータがどのような画像をつくり上げるか、どのような数値を出すか、などが決まる。悲しい画像と結ぶことも、うれしい画像と結ぶことも可能である。人間も同じことで、同じDNAを持つ一卵性双生児でも、楽しい経験ばかり重ねて育てた子と、悲惨な経験ばかり重ねた子では、感情も人格も大きく違ったものに育つ。

このように、精神や心とは、つくり上げることが可能なものだと理解した上で、次の三点を心がければ、素晴らしい精神を育て上げることができる。

①精神世界を見つめる目を育てる

物しか見えない次元の感性をもった人には、精神が、いまどのように働いているか、見ることができない。したがって「内省」という作業をすることができない。自分の中でいま、精神がどのような苦痛を背負っていて、だから体調が悪いのだ、などという関係を感じとることができない。心の目で見ることができないのだ。内省とは、心の目で、見えないものを観ることだ。

たとえば、老人を殺して金品を奪う事件がときどき報じられるが、このような犯人は内省する機能が欠如しているのだと思う。相手の痛みや苦しみを理解し、こんなひどいことをしてはいけないと感じ、考える内省の力がない。地を這う動物的存在、俗なる生物が起こす犯罪なのである。国家でいえば、他国を攻撃し、その政策の是非を、自国の兵士の死体の数でしか考えることのできない、いまのアメリカなどが、この部類に属する。精神世界を感知することができる感性がある人間ならば、俯瞰した観点から、その行動の善悪を考えることができるはずだ。相手の死体の数も、その痛みも理解して考える、内省ができるはずである。アメリカが、リチャード・ホーフスタッターの著書『アメリカの反知性主義』の書名のとおり、反知性の国と言われるのには理由がある。アメリカ人の健康観が、商品化されたサプリメントやビタミン剤を山のように食べることにしか関心がないのも、内省力のない体質を象徴しているのだ。

精神世界を育てる伝統と文化を、じつは日本人はたくさん持っている。剣道や柔道などの武道、茶道や華道、書道などは、精神世界を深く見つめることを要求する、きわめて哲学的なものだ。物体を見るのみではなく「観る」、つまり内面的に受け止める目が求められ、それは瞑想、禅などの世界に通ずる。「道」とは生き方を問い、究めることである。

その他にも、自然を見つめる繊細な目や肌も日本人は持っている。ゲーテが言うように、自然を浄らかな目で見つめる態度こそ、真実を発見する基本的態度であるが、「道」にはそのような目、つまり内省力が含まれている。

文学や哲学を学び、良書を読み、高い見識を持った人に触れるのも、精神を見つめる目を養う不可欠な手段である。

②精神そのものを鍛える

自分が持っている脳と神経系というハードに、何をインプットしていくかでソフトができ上がることを知った人は、自分の精神を自由に育て、鍛え、操ることができる。良質な体験を重ねインプットしていけば、どの場面でも、良質な判断と対応が結論として出される。

良書をたくさん読むことはとても有効である。文学、哲学、偉大な人の書物等からは、厳選され、濃縮された情報が最大限能率的に吸収できる。本を読めば読むほど、精神世界は広く、深く、豊かになる。あらゆる事態においても対応できるカード、引き出しが無限に豊かになってゆく。

どんなに善良な人でも、本を読まない人ではどうにもならない。自分の目で見て、頭で判断し、自分の責任で行動することができないからだ。「納豆はダイエットに効果がある」という（捏造であった）テレビ番組が放送されれば、スーパーに走って納豆を買いあさる。本当は日本軍が負けていても、大本営が日本軍大勝利を報ずれば「万歳！」を叫び、ちょうちん行列をした、あの人たちのほとんどが善良なる人びとであった事実を忘れてはならない。自分の目で見ることができない人は、どのような文化的状況の中にあっても、その支配の下に生きることしかできない。その人の健康も、時代とともに流されるしか道はない。

他方、精神の世界を見つめ、その世界を蓄積した人は、自分の精神を鍛え、コントロールする力を持つ。そのような人は大衆とともに状況に流され、埋没することはない。通俗と一線を画することの大切さを強調したい。

③些細なことでくよくよしない

私たちは些細なことでくよくよしやすい。いやなことは毎日あって一喜一憂しているのも事実だが、そうした精神状態がそのまま健康を支配することを忘れてはならない。人である限り、仏のように悟りきることは難しいが、少なくとも一喜一憂から十喜一憂程度にコントロールすることは可能だ。どのような心の持ち方で生きるか、それによってその差が生ずる。その心の持ち方の大切さについて、最も感銘深く語っているのは、アウシュビッツ強制収容所に収容され、生還した、V・E・フランクルだろう。私は一九九三年五月にフランクルと会い、直接、話を聞く機会に恵まれたが、そのとき、彼はこう言っていた。

「収容所での生活でも、精神の持ち方を工夫すれば、希望を持って生きてゆくことはできる。考え方次第で、沈みゆく太陽を収容所の窓から見て感動することもできる。凍った雪原に放置されている棺を見て、一艘のボートが美しい海に浮んでいる光景をイメージすることもできる。妻と楽しく語らう光景を想い浮かべて（実はすでにガス室に送られていたが）心和むこともできた」

フランクルが置かれていた状況は、ガス室だけが待っている、理が一切通らない、暴力のみが支配する、希望なき状況であった。その中でもフランクルは自己の固有性を失わず、希望や尊厳も失わずに確信を持って生きていたのである。それと比べれば、私たちが毎日、些細なことでくよくよしている問題など、吹けば飛ぶようなものばかりだ。そうと知れば、私たちの精神も少しは強靭なものになる。自然や社会をじっと見つめ、真実の発見に喜びを持ち、毎日に感謝して生きれば、十喜一憂に近づくことが可能になる。

——体と心の柱を立て直す

カメカメ歯大作戦

最後に強調したいことは、最近の日本人の体力、気力が低下し、身心の不具合に苦しむ人が増加している根本的な原因は、体の主柱そのものがゆがみ、体形がゆがみ、心もゆがんでしまったところにある。体と心がもともと持っていた能力を再発揮させるためには、主柱を立て直すことが必要であることは明らかだ。その効果は、私の豊富な臨床成績が証明している。

主柱がゆがむほど弱くなってしまったのは、身体的退化である。これを立て直すために、私は、とにかくよく咬むことを提唱したい。最低一口五〇回以上、よく咬んでほしい。五〇回以上、一〇〇回でもよいのだ。それだけ咬めば、V字型、G型歯列弓には絶対にならない。体力、気力が落ちて学校にも仕事にも行けないような事態には絶対にならないから、カメハメ歯大作戦を実行していただきたいのだ。これを第一の基本として、適度な運動をするライフスタイルを確立してほしい。

環境としての親の責任——文化を立て直す基本

第二次大戦に敗戦した後、日本の文化環境の屋台骨もガタガタと崩壊した。その崩壊した文化環境下で、崩壊した日本人が育ってしまったのだ。この状況下で、いま日本人にできることは、親が自分の責任を自覚して子どもを育てるということが出発点だ。親の考え方がくずれている程度に、くずれた体形の子どもが育つのだ。子どもは親の判断、行動を刷り込まれて頭の中味ができ上がってゆく。どの場面で、親はどのような表情をし、何を言い、どのような判断をしたか、そしてどのような行動をとったか、子どもは見ていて、そのまま刷り込まれてゆく。通俗な考え方を持ち、通俗な言動をとり、通俗な趣味を持ち、通俗なテレビ番組を見ている親の子どもは、ほとんどそれらのすべてを刷り込まれたままの人格に育つ。歯列弓形態や姿勢もそのままの結果が実現する。まともな生き方をし、まともな体と心をもった子どもを育てようと思うなら、親が手本を示さなければならない。通俗テレビ番組におさらばし、少しは本を読み、学ぶとか、子どもに見られていることを自覚して、このような場面ではどのように考え、判断し、行動するか、示さなければならない。それらは子どもにインプリントされ、それを規範として行動してゆく。食生活もその中の一つである。

しかし、いまの日本は社会全体として、文化総くずれ状態である。人間的な考え方、判断の仕方、行動を子どもに示そうとするなら、親が日本の現状に流されないよう、しっかりしたスタンスをとらなければならない。私が強く、反俗の姿勢をとることの重要性を説くのはこのためだ。時代に流されて生きる大衆の物語を、あたかも価値ある人生のように持ち上げて描くドラマばかりが放映されているが、それらを白い目で見て、人間としての尊厳を持って、充実して生きてほしいと、私は心から願っている。

歴史的に見れば、大衆は善良にして凶悪な犯罪を犯し続けてきたのだ。「ハイルヒットラー」

も、「天皇陛下万歳」も、大衆の熱狂的な支持に支えられていたことを忘れてはいけない。ソクラテスに毒盃を迫り、天動説に反して地動説を唱えたガリレオ・ガリレイを幽閉し、「君死にたもうことなかれ」と歌った与謝野晶子を国賊とののしって石を投げたのも、みんな善良なる大衆であった。人間として価値があるのは、自分の目で見て、自分の感性で感じ、自分の頭で判断し、自分の責任で行動する存在だけであることをもっと自覚すべきだと思う。そうすれば自己が確立した人間によって支えられるヨーロッパのような、しっかりとした文化に、少しは近づくはずである。文化と食がくずれずに、しっかり守られているヨーロッパでは、日本人に進行しているような身体的異変は、ほとんど見られない事実に、もう一度目を向けるべきだと思う。

あとがき

人間の体は与えられた条件によってどうにでも変わってしまう、という感想を抱いて患者さんを見るようになってから、もう三十年になる。何を食べ、どれほど咬むのかといった食生活、運動や労働によって体に与えられる負荷の程度と休養、メンタルな状態などをどのようにコントロールするかによって、身心の状態は驚くほど大きく変わってしまう。花や野菜が、育て方によってまるで別物のような姿に成長するのと同じだ。だから、自分をチューニングして、ベストの状態にする術を知っている人は身体的にも精神的にも、持てるベストの力を発揮することができる。

このようなことを知り、それを多くの人に知ってもらって病気の予防や健康増進に役立ててもらおうと始めた「良い歯の会」も、もう二七年目に入っている。この間、多くの人に理解を深めてもらおうと、歯周病や咬合異常をテーマに、本も何冊か出版してきた。『ほんとうは治る防げる歯槽膿漏』を農文協から出版したのは一九八九年、今から十八年前で、『よくわかる顎偏位症の治療と予防』を出版したのが一九九八年である。ほかに、講演会やマスコミの取材を通して、日本人の身心を蝕みつつある異常について訴え続けてきた。しかし、退化による歯列弓形態の崩壊と身心の苦痛な症状を持った若者は増加するばかりである。日本人の力を崩壊させかねないほどの、この異常の拡大について、その現状と原因、解決の方向を探り、世に訴えてゆくことが、臨床の前線にいる私の、いま最も重要な責任であろうと、感じている。その意味で、本書をお読みいただいた方々に心から感謝申し上げたい。そして本書が、読者やその周囲の方々の健康観に、新しい一ページを開いてくれることを願ってやまない。退化性の苦痛を予防し、あるいはそこから回復するうえで、新しい考え方と方法を提供できたなら幸いである。

同時に、過ぎたお願いであることは承知で申し上げたい。この問題に早く手を打たなければ、日本人の多くが苦しみの淵に沈み、日本人の力が低下する恐れが非常に強い。いや、確実にそうなりそうに思う。それは国にとっても危機的な状態となる。

読者の方々にお願いしたいことは、もし本書のテーマをご理解いただけるなら、少しでも多くの関係者に語り継いでもらいたい、ということである。子を育てる親や祖父母の方々にはぜひ知っておいていただきたいし、教育関係の方々にも知っていただきたい。もっと広めるためには、マスコミ関係者、行政や政治関係者に、どうしても知っていただきたいと願っている。この問題をマスコミが取り上げ、行政、政治家が取り上げてくれれば、有効な対策が打たれることになるだろう。そのとき、時計の針が動くように、目に見える効果をあげ、この問題は解決に向かうに違いない。幸い、最近、マスコミも少しずつ取り上げてくれるようになってきた。

政府関係の出版物の取材もいくつか出てきている。あまりに大きく被害が広がらないうちに、根本的な対策が講じられることを切望している。どうか、一人から二人へ、十人へ、百人へ、万人へと語り継いでいただくことを切にお願い申し上げたい。

最後に、本書は、私のテーマに深いご理解をいただく装幀家の芦澤泰偉さんと、紀伊國屋書店出版部の水野寛さんの熱心なお力添えによって上梓することができた。ここに心からの感謝を申し上げたい。

また、本書は、水野寛さんの勧めによって、私の予定より二ヵ月早い原稿〆切となった。臨床の傍ら、実質二ヵ月で書き進む私の原稿に合わせて、当院の渡邉浅乃さん、田島吾朗さんが多忙な中、資料探しや原稿整理、校正などの面倒な仕事を献身的に処理してくれた。優れたスタッフとのチームワークによって、短期間で本書を完成させることができたことを記し、感謝の意を表したい。

著者紹介　丸橋《まるはし》　賢《まさる》　1944年群馬県生まれ。東北大学歯学部卒業。同学部助手を経て、1974年、丸橋クリニック開業。1981年、「良い歯の会」活動開始。2004年、群馬県高崎市の現在地に「丸橋全人歯科」を開業。現在、丸橋全人歯科院長。日本口腔インプラント学会、日本全身咬合学会会員。日本歯内療法学会認定医。主な著書に『癒しの思想』『全人的治療への道』『〈全人歯科〉革命』（以上、春秋社）、『新しい歯周病の治し方』『歯　良い治療悪い治療の見分け方』『よくわかる顎偏位症の治療と予防』『インプラントで安心』（以上、農文協）、『退化する若者たち』（PHP新書）、『歯で守る健康家族』（現代書館）など多数。
〈連絡先〉丸橋全人歯科
http://www.maruhashi.com/
〒370－0841　群馬県高崎市栄町21－1
Tel027－322－0845

生きる力　〈いのちの柱〉を取り戻せ
2007年8月31日　第1刷発行

著者……………丸橋　賢
装幀……………芦澤泰偉
発行所…………株式会社紀伊國屋書店
東京都新宿区新宿3-17-7

出版部（編集）03（5469）5919
〒150-8513　東京都渋谷区東3-13-11

ホールセール部（営業）044（874）9657
〒213-8506　神奈川県川崎市高津区久本3-5-7新溝ノ口ビル

印刷・製本……中央精版印刷

ISBN 978-4-314-01026-9
Printed in Japan

定価は外装に表示してあります